China Medical Board(美国中华医学基金会)项目：Situational Analysis and Policy Evaluation of Deployment and Retention of Human Resources for Health in Rural West China（10-029）资助出版

中国西部农村卫生人力研究

毛 瑛 刘锦林 著

科学出版社
北 京

内 容 简 介

没有卫生人力，就没有人类健康。本书以中国西部农村地区卫生人力为研究对象，通过现场调查与二手数据资料收集、定性与定量混合研究等方法，分析西部农村卫生人力配置、医疗服务质量、政策满意度、卫生人力保留等，试图阐释相关卫生人力政策效果，希冀为中国西部农村卫生人力吸引与保留的相关政策的完善提供决策依据，进一步提高西部农村地区居民医疗服务可及性。

本书适用于政府部门、医疗行业、高等院校及其他科研机构工作人员阅读使用。

图书在版编目（CIP）数据

中国西部农村卫生人力研究 / 毛瑛，刘锦林著. —北京：科学出版社，2020.3

ISBN 978-7-03-064611-8

Ⅰ.①中… Ⅱ.①毛… ②刘… Ⅲ.①农村-医药卫生人员-人力资源管理-研究报告-西北地区②农村-医药卫生人员-人力资源管理-研究报告-西南地区 Ⅳ.①R199.2

中国版本图书馆 CIP 数据核字（2020）第 039908 号

责任编辑：刘 亚 / 责任校对：王晓茜
责任印制：徐晓晨 / 封面设计：北京蓝正广告设计有限公司

科 学 出 版 社 出版
北京东黄城根北街 16 号
邮政编码：100717
http://www.sciencep.com

北京虎彩文化传播有限公司 印刷
科学出版社发行 各地新华书店经销

＊

2020 年 3 月第 一 版 开本：787×1092 1/16
2020 年 3 月第一次印刷 印张：12
字数：265 000

定价：68.00 元
（如有印装质量问题，我社负责调换）

编 委 会

著　　　者　毛　瑛　刘锦林

编 写 成 员（按姓氏汉语拼音排序）

何荣鑫　柳锦楠　鲁永博　宁　伟

谢　涛　张　宁　郑钧耀　朱　斌

项目参与单位

西安交通大学　　　四川大学

内蒙古医科大学　　宁夏医科大学

兰州大学　　　　　广西医科大学

昆明医科大学　　　西藏大学

贵州医科大学　　　青海大学

新疆医科大学

前　言

新医改走过了十年，回溯十年医改，成绩显著，公共卫生均等化程度有所提升，城乡居民就医可及性、可得性增强，全民医保覆盖下的城乡居民就医可负担性提高，并且居民医疗服务需求得到有效释放，但同时也应该正视城乡居民就医公平性也呈现出东中西部、城乡之间的区域差异，而且因为卫生人力配置的差异性，卫生资源配置的区域差异性在逐渐增大。

卫生资源三要素——人、财、物，是维持和维护医疗卫生服务体系正常运转的必要条件。众所周知，财、物资源配置可以通过政府也可以通过市场达到均衡，但卫生人力资源配置却与区域经济发展程度紧密相关，区域经济发展不均衡，引导卫生人力资源流向经济状况较好的地区，"孔雀东南飞"已成为不争的事实，使卫生人力资源分布在区域间愈加不均衡。究其原因有二：其一，20世纪末开始毕业生自主择业，医学毕业生因为个人职业发展，倾向于留在城市大医院，导致农村基层卫生人力增量不足；其二，基层卫生人力增量不足，导致基层卫生服务能力下降，进一步加剧卫生人力资源存量的不稳定，西部农村地区尤为突出。卫生财力、物力资源分布不均衡可以通过政府干预达到均衡，但卫生人力资源不均衡通过目前的市场配置，根本无法达到分布均衡，政府干预的效果并不明显，因此卫生人力资源政策对深化医改起着重要作用。

本研究通过对中国西部11省区农村卫生人力发展现状调研，分析西部农村卫生人力配置、医疗服务质量、政策满意度、卫生人力保留等，试图阐释相关卫生人力政策效果，希冀为中国西部农村卫生人力吸引与保留的相关政策的完善提供决策依据，进而进一步提高西部农村地区居民医疗服务可及性。

毛　瑛

2019年8月于西安

目　　录

第一章

绪　论

第一节　研究背景

1992 年美国诺贝尔经济学奖得主 Gary S. Becker 预言，未来 50 年内，人力资本将会成为任何经济实体中最重要的资本，人力资源是决定生产力的重要因素。卫生资源是由人、财、物三要素组成的，而卫生人力是医疗卫生服务的核心资源。世界卫生组织（World Health Organization，WHO）对卫生系统统计结果表明，卫生人力资源与计划免疫覆盖率、婴幼儿死亡率、孕产妇死亡率、初级卫生保健及医疗卫生服务等工作直接相关。卫生系统作为一个知识密集型网络，卫生人力资源投入占卫生经费支出比重最大。卫生人力作为最基本、最活跃的卫生资源要素，是提高卫生系统服务质量、发展卫生事业的决定性资源，因此应把卫生人才队伍建设作为深化医药卫生体制改革的重要抓手。中国西部是中国贫困地区分布最广的区域，2018 年全国国家级贫困县共有 584 个，其中西部有 375 个，占全国总数的 64.21%。历时 5 年的精准扶贫成效显著，虽使众多贫困人口逐渐实现脱贫，但截至 2017 年年底，我国贫困人口总量仍有 3046 万，从剩余贫困人口的构成上看，很多是残疾人、孤寡老人、长期患病者等特殊贫困群体。农村基层卫生服务能力提升更为紧迫，而农村基层卫生服务能力中的基层卫生人力质量尤为重要。

第五次卫生服务调查数据显示，西部人群健康指标明显低于全国平均水平。西部人群所获得的卫生服务质量低，源于西部农村卫生人力资源缺乏。改革开放以来，国家逐渐取消医学毕业生统一分配，医学毕业生自主择业，进一步导致了中国卫生人力资源分布的不平衡，这种不平衡不仅体现在制度层级之间的不平衡，如中国 61% 的卫生工作者分布在医院，还体现在专业之间的不平衡等，西部各省与东中部相比不平衡问题尤为突出，进一步加剧了区域间、城乡间的不平衡。因此，本研究对中国西部农村卫生人力资源投入及其产出进行研究，并评估中国西部农村卫生人力资源配置政策，以帮助完善中国西部农村卫生人力资源配置，提高卫生服务质量。

第二节　研究目的与目标

一、研究目的

本研究在对中国西部 11 省区（陕西省、贵州省、广西壮族自治区、甘肃省、云南省、四川省、宁夏回族自治区、青海省、内蒙古自治区、新疆维吾尔自治区、西藏自治区）农村地区卫生人力资源进行调查的基础上，对中国西部 11 省区农村地区卫生人力数量、配置结构、服务产出与质量、政策发展及政策需求等方面进行分析，选取两项卫生人力资源政策进行评估，探讨中国西部农村地区卫生人力发展存在的问题，从而通过促进未来卫生人力资源政策的改善，进一步保障农村地区卫生人力资源的合理配置与流动，提高边远农村地区卫生人力资源的可及性。

二、研 究 目 标

（1）分析中国西部地区卫生人力资源配置现状，并对中国卫生人力资源配置公平性进行探讨。

（2）分析中国西部 11 省区农村地区卫生人力基本专业知识掌握情况。

（3）分析中国西部 11 省区农村地区卫生人力的门诊处方和住院病历质量情况。

（4）分析中国西部 11 省区农村地区卫生人力的投入、服务产出及服务质量。

（5）分析中国西部 11 省区农村地区卫生人力医疗服务提供的患者满意度。

（6）分析中国西部 11 省区农村地区卫生人力政策满意度及政策需求。

（7）选取在中国西部省份实施的两项卫生人力政策进行评价。

（8）从当前卫生人力资源政策的制定与完善情况出发，提出相应的政策建议。

第三节　研究设计与方法

一、研 究 设 计

1. 抽样框架

本研究开展了大范围的现场调查，抽样框架见图 1-1。

2. 抽样方法

（1）样本县及医疗卫生机构

1）按经济发展水平（人均 GDP）高、中、低的标准，在每省区抽取 3 个县作为样本县，调查该县县医院、中医院、妇幼保健院和疾病预防控制中心。

2）将每个县的乡镇按人口从大到小依次排列，采用系统抽样的方法抽取 3 个乡镇卫生院作为样本卫生院（中心卫生院和一般卫生院不做区分）。

3）在每个乡镇抽取 3 所村卫生室作为调查对象，则每个县共调查 9 所村卫生室。

（2）医疗卫生机构工作人员

1）每所县医院、中医院、妇幼保健院选取 50 名医务人员，每所疾病预防控制中心选取 30 名医务人员，每所乡镇卫生院所有医务人员，参与医务人员问卷调查（包括非在编的）。

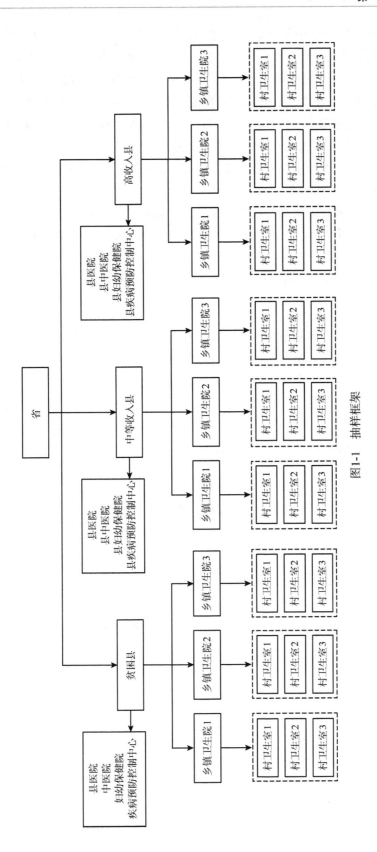

图1-1 抽样框架

2）每所县医院、中医院、妇幼保健院选取 10 名医生、10 名护士、5 名防保人员，每所疾病预防控制中心选取 5 名医生、5 名护士、3 名防保人员，每所乡镇卫生院选取 3 名医生、3 名护士、2 名防保人员和 3 名样本乡村医生参与基本医疗卫生知识问卷调查。

3）每所县医院、中医院、妇幼保健院随机选取 50 名门诊患者和 50 名住院患者，每所乡镇卫生院随机选取 30 名门诊患者和 30 名住院患者，参与患者问卷调查。

4）每所县医院、中医院、妇幼保健院选取 3 名医生、3 名护士、2 名防保人员，每所疾病预防控制中心、乡镇卫生院选取 2 名医生、2 名护士、1 名防保人员和 3 名样本乡村医生参与访谈。

（3）门诊处方和住院病历：每所县医院、中医院、妇幼保健院、乡镇卫生院、村卫生室按处方号随机抽取 2011 年 1～12 月各月门诊处方 15 张（每所医疗机构共计 15×12=180 张）复印；每所县医院、中医院、妇幼保健院、乡镇卫生院按病历号随机抽取 2011 年 1～12 月各月住院病历 15 份（每所医疗机构共计 15×12=180 份）复印。

3. 抽样原则

（1）样本县和样本乡镇卫生院的选取要考虑到地理分布因素。

（2）医疗机构医务人员所有临床科室均要抽到。

（3）医务人员样本选取要求职称分布均匀，兼顾高、中、初级职称。

（4）当机构内人员数量不能满足样本需要时，则调查该机构所有卫生人员。

（5）医务人员一般只参与问卷调查、知识测试和访谈中的一项，乡村医生知识测试、访谈均要参与，若机构内人员数量不能满足样本需要时，一名医务人员可同时参与问卷调查、知识测试和访谈。

二、研 究 方 法

1. 数据资料收集方法

（1）机构调查：调查对象为西部各省卫生健康委员会（原卫生和计划生育委员会）、样本县卫生健康局（原卫生和计划生育局）、县医院、中医院、妇幼保健院、疾病预防控制中心、样本乡镇卫生院、村卫生室。通过机构调查收集相应的统计年鉴、统计报表、政策文件、工作总结等资料。

（2）问卷调查：调查对象为样本县县医院、中医院、妇幼保健院、疾病预防控制中心、样本乡镇卫生院医疗卫生工作人员，以及县医院、中医院、妇幼保健院、样本乡镇卫生院门诊和住院患者。

（3）定性访谈：调查对象为西部各省卫生健康委员会相关处室领导、样本县卫生局局长/人事股股长、县医院院长、中医院院长、妇幼保健院院长、疾病预防控制中心负责人、乡镇卫生院院长，以及县医院、中医院、妇幼保健院、乡镇卫生院医生和乡村医生。

（4）二手资料收集：通过查阅 CNKI 数据库、万方数据库、维普数据库等搜集相关文献资料；通过浏览国家政府相关网站搜集可用的卫生人力法律法规、政府工作报告、政策性文件等；收集《中国卫生和计划生育统计年鉴》（2013 年前称为《中国卫生统计年鉴》）等年鉴资料。

2. 数据资料分析方法

（1）描述性统计分析方法：采用率、比、图、表等描述性统计分析方法，对西部各省卫生人力资源的配置情况、卫生人力基本专业知识掌握情况、卫生人力服务产出与质量情况、患者满意度、卫生人力政策需求等进行现状分析。

（2）基尼系数和泰尔指数法：利用基尼系数和泰尔指数对中国卫生人力资源配置的公平性进行分析，同时采用相关性分析，比较基尼系数和泰尔指数在反映卫生人力资源配置公平性上的一致性。

（3）比较分析法：通过横向比较与纵向比较，比较不同样本县、不同级别医疗机构之间卫生人力现状、卫生人力服务产出、医疗服务满意度、卫生人力工作满意度等方面的差别。并利用均值检验法、卡方检验法、方差分析法等分析统计结果差异的显著性等。

（4）典型相关分析法：利用典型相关分析法，分析中国西部各省农村地区卫生人力投入与产出的相关性。

（5）离散选择实验法：是判断决策者（个人、家庭、企业或其他的决策单位）在多个可供选择的集合中做出的选择，并且每个可供选择的集合都包含不同的条件属性。本研究通过开展离散选择实验，进一步判断中国西部农村地区卫生工作者卫生人力政策需求。

（6）政策评价法：利用政策评价法，对西部地区两项卫生人力政策实施情况进行评价。

第四节　研究内容与框架

本项目研究内容包括对中国西部地区卫生人力基本状况进行分析，并对中国总体及西部地区卫生人力资源配置公平性进行评价；基于大规模问卷调查，分析中国西部样本农村地区卫生人力基本专业知识掌握情况；对中国西部样本农村地区卫生人力投入与产出情况进行分析；以宁夏为例，对中国西部样本农村地区医疗机构门诊处方和住院病历质量进行分析，并探讨其与卫生人力的相关性；对西部样本农村地区卫生人力医疗服务患者满意度进行评价；评价西部样本农村地区卫生人力政策满意度；以乡镇卫生院招聘执业医师政策和全科医生特岗特设计划政策为例，进行西部地区卫生人力政策评价；分析西部样本农村地区卫生人力对相关政策的需求，最终提出政策建议。

本项目研究框架见图 1-2。

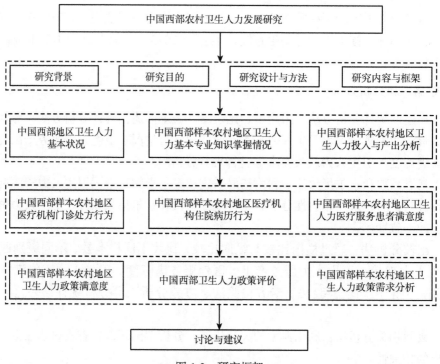

图 1-2   研究框架

第二章

中国西部地区卫生人力基本情况

第一节 中国西部地区卫生人力总体数量

一、中国西部地区卫生人员基本情况

2008~2017 年，中国西部地区各类卫生人员数量均稳步上升，卫生人员总量增加
116.31%，其中技师（士）增加 91.15%，注册护士增加 167.96%，药师（士）增加 59.66%，
管理人员增加 72.81%，工勤技能人员增加 83.68%，执业（助理）医师增加 61.49%，卫生
技术人员整体增加 98.49%。

从人员构成上看，2008~2017 年，卫生技术人员在卫生人员中所占比例逐年增长，而
其他技术人员、管理人员、工勤技能人员和村卫生室人员在卫生人员中所占比例均有不同
程度的下降。截至 2017 年年底，中国西部地区共有卫生人员 324.35 万人，其中卫生技术
人员 245.66 万人，占 75.74%；其他技术人员 10.64 万人，占 3.28%；管理人员 14.98 万人，
占 4.62%；工勤技能人员 22.91 万人，占 7.06%；乡村医生和卫生员 30.17 万人，占 9.30%
（表 2-1）。

二、中国西部地区每千人口卫生技术人员基本情况

每千人口卫生技术人员主要用来反映不同时期、不同地区卫生人力资源配置情况，其
结果可以相互比较。图 2-1 显示 2008~2017 年中国西部地区每千人口卫生技术人员变化趋
势，中国西部地区每千人口卫生技术人员 10 年间不断上升，每千人口卫生技术人员从 2008
年的 3.39 人增长到 2017 年的 6.52 人，卫生服务能力不断提升。

每千人口执业（助理）医师、每千人口注册护士与每千人口卫生技术人员变化趋势基
本一致，但曲线较为平缓，这是因为医师和护士是卫生技术人员的主体，医师和护士数量
变化影响着卫生技术人员数量变动。每千人口执业（助理）医师数从 2008 年的 1.17 人增
长到 2017 年的 1.88 人，每千人口注册护士数从 2008 年的 1.06 人增长到 2017 年的 2.76 人，
每千人口注册护士人数增长速度快于每千人口执业医师数。每千人口注册护士数在 2010
年后超过每千人口执业医师数，护士短缺问题逐步得到改善。

表 2-1　2008～2017年中国西部地区卫生人员数

卫生人员	2008年		2009年		2010年		2011年		2012年		2013年		2014年		2015年		2016年		2017年	
	人数（人）	占比（%）	人数（人）	占比（%）	人数（人）	占比（%）	人数（人）	占比（%）	人数（人）	占比（%）	人数（人）	占比（%）	人数（人）	占比（%）	人数（人）	占比（%）	人数（人）	占比（%）	人数（人）	占比（%）
卫生技术人员	1 237 641	82.54	1 384 627	70.84	1 468 477	70.87	1 576 777	71.30	1 715 761	72.26	1 891 688	72.74	2 017 208	73.17	2 139 079	73.98	2 280 454	74.85	2 456 572	75.74
执业（助理）医师	530 869	35.40	602 298	30.81	608 646	29.37	628 732	28.43	662 022	27.88	710 251	27.31	732 116	26.56	763 480	26.40	804 126	26.39	857 315	26.43
执业医师	427 538	28.51	487 462	24.94	490 525	23.67	506 968	22.92	533 768	22.48	572 684	22.02	593 346	21.52	625 020	21.61	662 507	21.75	708 709	21.85
注册护士	388 844	25.93	441 478	22.59	493 459	23.81	553 018	25.01	624 626	26.31	708 010	27.22	782 010	28.37	852 779	29.49	937 325	30.77	1 041 939	32.12
药师（士）	73 519	4.90	77 404	3.96	81 289	3.92	85 142	3.85	89 791	3.78	96 365	3.71	101 545	3.68	107 187	3.71	112 638	3.70	117 379	3.62
技师（士）	70 477	4.70	75 500	3.86	80 485	3.88	84 378	3.82	91 392	3.85	100 593	3.87	107 776	3.91	115 791	4.00	124 393	4.08	134 718	4.15
其他	173 932	11.60	187 947	9.62	204 598	9.87	225 507	10.20	247 930	10.44	276 469	10.63	293 761	10.66	299 842	10.37	301 972	9.91	305 221	9.41
其他技术人员	50 286	3.35	55 817	2.86	60 684	2.93	65 835	2.98	70 070	2.95	81 351	3.13	88 296	3.20	94 650	3.27	99 751	3.27	106 421	3.28
管理人员	86 675	5.78	87 902	4.50	93 239	4.50	99 188	4.49	102 130	4.30	121 457	4.67	136 755	4.96	140 538	4.86	144 218	4.73	149 786	4.62
工勤技能人员	124 843	8.33	136 221	6.97	145 417	7.02	151 979	6.87	167 975	7.07	188 261	7.24	199 307	7.23	210 320	7.27	221 081	7.26	229 061	7.06
乡村医生和卫生员	—	—	290 084	14.84	304 361	14.69	317 702	14.37	318 385	13.41	317 946	12.23	315 285	11.44	310 036	10.72	301 096	9.88	301 667	9.30
合计	1 499 445	100	1 954 651	100	2 072 178	100	2 211 481	100	2 374 321	100	2 600 703	100	2 756 851	100	2 891 623	100	3 046 600	100	3 243 507	100

注：本表数据来源于《中国卫生统计年鉴》（2009～2018）。本部分所用图表数据如无特别说明，均来自《中国卫生统计年鉴》（2009～2018），是因为有些数据进行过含入修约

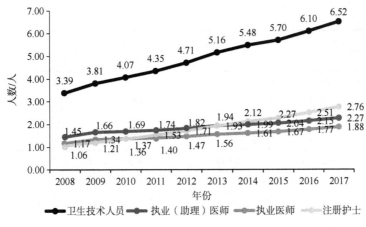

图 2-1　2008～2017 年中国西部地区每千人口卫生技术人员数

根据中国《医药卫生中长期人才发展规划（2011—2020 年）》与《全国医疗卫生服务体系规划纲要（2015—2020 年）》规划目标，到 2020 年，每千人口执业（助理）医师数量要达到 2.50 人，每千人口注册护士数要达到 3.14 人。截至 2017 年年底，中国西部地区每千人口卫生技术人员为 6.52 人，其中执业（助理）医师 2.27 人，注册护士 2.76 人，每千人口执业（助理）医师配置及每千人口注册护士配置与 2020 年规划指标还有一定差距。

第二节　中国西部地区卫生人员配置情况

一、中国西部地区卫生人员市县比重

表 2-2 显示了 2008～2017 年中国西部地区卫生人员市县分布情况，截至 2009 年年底超过 50.00%的卫生人员主要集中在地级市区和县级市。作为卫生人员的主体，卫生技术人员也主要集中在地级市区和县级市，其中 2010 年 88.44%的卫生技术人员集中到了地级市区和县级市。

2010～2017 年县及其以下行政区的卫生人员、卫生技术人员（2010 年除外）、执业（助理）医师所占比例都大于地级市区和县级市，只有注册护士集中在地级市区和县级市，数量要大于县及县以下行政区。

表 2-2　2008～2017 年中国西部地区卫生人员市县分布　　　（单位：%）

年份	卫生人员		卫生技术人员		执业（助理）医师		注册护士	
	市	县	市	县	市	县	市	县
2008	58.95	41.05	58.18	41.82	56.61	43.39	65.01	34.99
2009	53.18	46.82	57.28	42.72	54.44	45.56	65.58	34.42
2010	37.86	62.14	88.44	11.56	41.23	58.77	51.65	48.35
2011	37.95	62.05	43.39	56.61	41.77	58.23	50.98	49.02
2012	39.07	60.93	44.21	55.79	42.70	57.30	51.34	48.66
2013	39.06	60.94	43.75	56.25	42.76	57.24	50.38	49.62

续表

年份	卫生人员		卫生技术人员		执业（助理）医师		注册护士	
	市	县	市	县	市	县	市	县
2014	39.58	60.42	44.15	55.84	43.56	56.44	50.22	49.78
2015	40.86	59.23	45.16	54.84	44.95	55.05	50.81	49.19
2016	42.12	57.88	46.15	53.85	46.18	53.82	51.35	48.65
2017	42.97	57.03	46.78	53.22	46.95	53.05	51.50	48.50

市是按行政区划所划分的地级市区和县级市（城市地区），县是按行政区划所划分的县及县以下行政区（农村地区）（下同）

二、中国西部地区每千人口卫生技术人员市县分布

城市地区每千人口卫生技术人员、执业（助理）医师、注册护士分别由 2008 年的 5.49 人、2.29 人、1.93 人上升到 2017 年的 10.3 人、3.6 人、4.8 人；农村地区每千人口卫生技术人员、执业（助理）医师、注册护士分别由 2008 年的 2.06 人、0.92 人、0.54 人上升到 2017 年的 4.4 人、1.5 人、1.7 人。中国西部地区每千人口卫生技术人员数量呈上升趋势，说明中国西部地区卫生人力有了较大发展（表 2-3）。

表2-3　2008～2017 年中国西部地区每千人口卫生技术人员数　（单位：人）

年份	卫生技术人员		执业（助理）医师		注册护士	
	市	县	市	县	市	县
2008	5.49	2.06	2.29	0.92	1.93	0.54
2009	5.98	2.33	2.47	1.08	2.18	0.60
2010	6.50	2.84	2.56	1.22	2.60	0.82
2011	6.78	3.05	2.60	1.25	2.79	0.93
2012	7.41	3.28	2.76	1.30	3.13	1.04
2013	7.91	3.63	2.90	1.39	3.41	1.20
2014	8.73	3.80	3.13	1.39	3.85	1.31
2015	9.4	4.0	3.3	1.4	4.2	1.4
2016	12.3	3.7	4.3	1.3	5.6	1.4
2017	10.3	4.4	3.6	1.5	4.8	1.7

从表 2-3 可以看出，中国西部地区卫生人力资源配置城乡差异显著，城市每千人口卫生技术人员是农村的 2 倍多。从表面上看，中国西部地区卫生技术人员城乡配置水平逐步提高，城乡医疗卫生服务能力得到加强，但是城乡差距也不容忽视。

第三节　中国各地域卫生人力对比情况

一、中国各地域卫生人员基本情况

从地域来看，无论城市还是农村，卫生人员数量随着东、中、西部地域的变化逐渐递减，东部地区最多，西部地区最少。就卫生人员总量而言，东部地区卫生人员数量远远多

于西部地区，约为西部地区的 1.56 倍。

从城乡来看，东部城市地区的卫生人员、卫生技术人员数量均高于农村地区，中部、西部仅在注册护士方面城市地区高于农村地区（表 2-4）。

表 2-4　2017 年中国各地域卫生人员数　　（单位：人）

地域	卫生人员		卫生技术人员		执业（助理）医师		注册护士	
	市	县	市	县	市	县	市	县
东部	3 032 611	2 019 600	2 503 604	1 441 862	936 924	597 307	1 121 431	545 525
中部	1 465 759	1 977 495	1 219 185	1 357 007	438 720	559 768	586 358	508 768
西部	1 393 746	1 849 761	1 149 129	1 307 443	402 470	454 845	536 577	505 362
全国	5 892 116	5 846 856	4 871 918	4 106 312	1 778 114	1 611 920	2 244 366	1 559 655

二、中国各地域每千人口卫生人员基本情况

从地域来看，城市地区，每千人口卫生技术人员数量随着东、中、西部地域的变化逐渐递减，东部地区最多，西部地区最少；农村地区，每千人口卫生技术人员数量随着东、中、西部地域的变化呈 U 字形变化，东部地区最多，中部地区最少。

从城乡来看，中国各地域城市地区每千人口卫生技术人员数量远远大于农村地区的每千人口卫生技术人员数量，前者约为后者 2 倍以上。

与全国数据相比，中部地区每千人口卫生技术人员、执业（助理）医师、注册护士数量均低于全国水平，西部城市地区每千人口卫生技术人员、执业（助理）医师、注册护士数量均低于全国城市地区平均水平（表 2-5）。

表 2-5　2017 年中国各地域每千人口卫生技术人员数　　（单位：人）

地域	卫生技术人员		执业（助理）医师		注册护士	
	市	县	市	县	市	县
东部	11.5	4.6	4.3	1.9	5.2	1.7
中部	10.3	3.9	3.7	1.6	4.9	1.4
西部	10.3	4.4	3.6	1.5	4.8	1.7
全国	10.9	4.3	4.0	1.7	5.0	1.6

第四节　中国西部地区卫生人力配置公平性

一、评价方法

本研究基于资源同质性假设来构建卫生人力资源配置公平性评价框架，即不区分不同个体之间服务质量和服务能力的差异，如一名执业医师和一名执业助理医师所提供的卫生服务不同，但是在本研究中不对其区分，仅研究卫生人员总量配置的公平性。

1. 基本指标

卫生人力资源配置基本指标主要包括每千人口卫生人员数、医护比（医生数/护士数）

等。中国学者郑小华提出的卫生资源密度指数（health resources density index，HRDI）也被用来衡量卫生人力资源配置的基本情况。

$$HRDI = \sqrt{\frac{人力资源}{千人口} \times \frac{人力资源}{平方公里}}$$

为了结合西部地区面积辽阔、人员稀少的现状，本研究提出每平方公里卫生人力资源数改称为卫生人口密度（population density of health，PDH），作为衡量卫生人力配置水平的指标。

2. 基尼系数

以人口、面积或 GDP 的累计百分比为横坐标，以卫生人力资源的累计百分比作为纵坐标构建坐标系，绘制连接零点与各个坐标点的曲线，即为洛伦兹曲线，根据洛伦兹曲线与绝对平均线围成的区域大小即可计算基尼系数。本研究所采用的基尼系数计算公式为

$$G = \sum_{i=1}^{n-1}(X_i Y_{i+1} - X_{i+1} Y_i) \tag{2-1}$$

式中：X_i 为人口、面积或 GDP 的累计百分比；Y_i 为卫生人力资源的累计百分比。评价标准参照经济学中人群收入分配公平性的基尼系数标准，即 0.2 以下为绝对公平（最佳状态），0.2～0.3 为比较公平（较好状态），0.3～0.4 为相对合理（正常状态），0.4～0.5 为比较不公平（警戒状态），0.5 以上为非常不公平（危险状态）。

3. 泰尔指数

本研究选择对高阶层收入变化敏感的泰尔指数与基尼系数互补，共同分析中国西部地区卫生人力资源配置公平性。本研究采用的泰尔指数具体计算公式为

$$T = \sum_{i=1}^{n} p_i \log \frac{P_i}{Y_i} \tag{2-2}$$

式中：T 是泰尔指数，P_i 是第 i 个地区的收入占总收入的比重，Y_i 是地区 i 的人口占总人口的比重。

二、评价框架构建

具体评价框架构建见图 2-2。

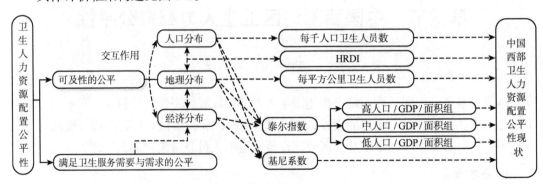

图 2-2　中国西部地区卫生人力资源配置公平性分析框架

三、中国西部地区卫生人力配置基本情况

2017 年中国西部地区卫生人力资源配置基本情况见表 2-6。从医护比来看，医护比最高的是云南，为 1∶1.37，最低的是西藏，为 1∶0.59。从中国西部地区卫生人员 HRDI 来看，从西向东呈现明显增长趋势，其中陕西最高，西藏最低，陕西的 HRDI 是西藏的 8.5 倍，可见各省区差异之大。每千人口卫生人员数、PDH 分布趋势与 HRDI 分布趋势基本一致，陕西最高，为每千人口 10.27 人和每平方公里 1.92 人，甘肃每千人口卫生人员数最少，为每千人口 7.58 人，西藏 PDH 最少，为每平方公里 0.03 人。

表 2-6　2017 年中国西部地区卫生人力资源配置基本情况

省区	医护比	卫生人员 HRDI	每千人口卫生人员数（人）	PDH（人/平方公里）
内蒙古	1∶1.02	1.35	9.22	0.20
广西	1∶1.30	3.77	8.29	1.72
四川	1∶1.17	3.55	8.55	1.47
贵州	1∶1.30	3.80	8.43	1.72
云南	1∶1.37	2.72	7.69	0.96
西藏	1∶0.59	0.52	9.91	0.03
陕西	1∶1.36	4.44	10.27	1.92
甘肃	1∶1.04	1.82	7.58	0.44
青海	1∶1.06	0.85	9.38	0.08
宁夏	1∶1.19	2.91	9.09	0.93
新疆	1∶1.13	1.11	9.18	0.14
合计	1∶1.21	1.95	8.63	0.44

四、中国西部地广人稀地区卫生人力资源密度指数测量研究

传统的人力资源密度测量包括每平方公里卫生人员数、每千人口医生（护士）数、卫生资源密度指数（HRDI），但是对于地广人稀地区，如何测量卫生人员数，是一个难题。

1. 地广人稀的定义

地广人稀，在百度词典中解释为"地方大，人烟少"。而我们在研究中国西部地广人稀地区农村卫生人员密度的时候，可以从人口密度的分布来看地区人口分布的情况。根据人口密度的不同可分为以下几个等级（以省为主）。

第一级：人口密集区，人口密度＞100 人/平方公里。

第二级：人口中等区，人口密度为 25～100 人/平方公里。

第三级：人口稀少区，人口密度为 1～25 人/平方公里。

第四级：人口极稀少区，人口密度＜1 人/平方公里。

测算公式：人口密度=人口总数（人）/总面积（平方公里）

根据上述地广人稀地区的测量标准，从国家卫生统计年鉴可获取以下西部 11 个省区人口总量及土地总面积等数据，见表 2-7。

表 2-7　中国西部 11 省区人口密度测算情况

省区	人口总数（人）	总面积（平方公里）	人口密度（人/平方公里）
内蒙古	25 290 000	1 183 000	21
广西	48 850 000	236 700	206
四川	83 020 000	486 000	171
贵州	35 800 000	176 167	203
云南	48 010 000	390 000	123
西藏	3 370 000	1 228 400	3
陕西	38 350 000	213 000	180
甘肃	26 260 000	453 700	58
青海	5 980 000	721 000	8
宁夏	6 820 000	66 400	103
新疆	24 450 000	1 660 000	15
合计	346 200 000	6 814 367	51

根据表 2-7 中所统计的西部 11 个省区的总人口数和总面积，可以根据人口密度=总人口数（人）/总面积（平方公里）得到各省的人口密度，再根据人口密度来判断各省人口的稠密程度，从而选择人口密度符合地广人稀标准的西部省份作为研究对象。由表 2-7 可得，符合西部地区地广人稀要求的省区为青海、新疆、西藏、内蒙古，本研究以新疆、内蒙古、西藏为主要研究对象。

2. 样本省农村卫生人员和人口分布情况

表 2-8 为 2013 年西藏、新疆、内蒙古 3 个省区的农村卫生人员情况。

表 2-8　2013 年 3 省区村卫生室人员数　　　　　　　　（单位：人）

省区	乡村医生	卫生员	合计	平均每村村卫生室人员数	每千农业人口村卫生室人员数
西藏	7819	2404	10223	1.96	4.01
新疆	11548	1308	12856	1.90	1.28
内蒙古	18065	1253	19318	2.10	1.64

在传统的卫生人员密度测算的方法中，通常采取当地卫生人员普查上报的方法进行统计，以此来获取各个村庄的卫生人员数量，然后除以村庄的总数量，得到平均每村村卫生室人员数，即设某地区村庄数量为 A，第 i 个村庄的卫生工作人员数为 B_i，则有：

$$平均每村村卫生室人员数 = \frac{B_1 + B_2 + \cdots\cdots B_i}{A}$$

这种传统的方法在统计和测算中非常的简便，能够较好地反映当地农村卫生人员的现状，但是，由于每个村庄的实际情况不同，用传统的方法测算当地农村卫生人员密度的时候，忽略了卫生人力资源是以"人向性"分布的，将所有卫生人力资源理想化地分配到各个村庄，导致人员配置的稀缺性无法体现和及时解决。

为了解决这种计算方法导致的均匀分布情况，针对农村人口分布的不同，将所有卫生人力资源进行地区加权衡量，以解决"人向性"的问题。即，第 i 个村庄村卫生室服务的人口数为 N_i，其中所有村庄的总人口数为 Q，所有村庄的卫生人员数量为 T，则为了考虑每个村庄人口数目对卫生人力资源的影响，根据每村庄人口占村庄总人口的比重将卫生资源按权重分配，则该县每村村卫生室总的卫生人员数

$$R_i = T \times \frac{N_i}{Q} \qquad (2\text{-}3)$$

这种算法充分考虑到了每个村庄实际人口的稠密程度及卫生人力资源服务的实际情况，能够避免在人口量的计算中忽略"人向性"的问题，在计算的过程中能够更加切合实际，根据卫生人力资源所服务的每个村庄的人口分布特点及人口数量进行加权计算，更好地衡量当地农村卫生人力资源的配置情况。这种计算方式更多地考虑到了农村卫生人力资源对所负责村落的比重，缩小了考核范围，更加精确。

3. 农村卫生工作人员所在区域面积的测算

我国在测算人口密度时，常要考虑区域面积这一相关因素。传统的算法中，对于各省份的土地面积，主要使用的是当地总面积，并未考虑到中国西部地广人稀地区所存在的"无人区"等特殊情况，如此计算所得到的人口密度指标，往往与西部地广人稀地区实际的人口密度存在着很大的偏差。正确地测算农村卫生人员工作的合理面积，对于当地农村卫生人员密度的测算有很大的帮助。

（1）新农村卫生人员服务面积的计算：由于现在我国进行新农村改革建设，对很多农村进行了统一规划，其居住地变得更加整齐（不包含无人区因素的干扰），便于统一计算，新农村卫生人员实际工作面积的测算变得简单了许多。

为了能够真实地测量，避免无人区等因素的干扰，可以采取土地利用密度法：新农村在建设的过程中能够比较准确地进行住宅分类，由于前期的土地规划建设可以得到农村内各类住宅的面积。即，所研究村庄共有户型数量为 C，第 j 种户型面积为 S_j，第 j 种户型共有 D_j 户人居住，该村庄居民公共活动面积为 M，则该农村

$$\text{卫生人员服务面积} = \sum_{j=1}^{C} (S_j \times D_j) + M \qquad (2\text{-}4)$$

式中 j 为户型数，当户型数量一定时，可以计算出村庄人口居住的面积，这个面积即为卫生人员服务群众的基础面积，再加上所有村民共同拥有的实际公共活动面积，就是该村庄卫生人员实际服务的面积，借此能够更为准确地计算出当地卫生人力资源的密度，以保障对该农村卫生人力资源的衡量。但是，这种计算面积的方法对于村庄的建设结构要求较高，只有符合现代化建设的新农村群才能运用此方法进行计算。

（2）顾及无人区的卫生工作人员服务面积的计算：部分西部农村仍处于环境较为恶劣的地区，他们所处地域面积大、人少、不规则，所以需要采取其他的方式进行卫生人员实际工作面积的测算，以此来确定人口密度。传统的人口密度计算认为计算区域内的人口是均匀分布的，但实际上，在中国西部地广人稀地区存在很大一部分不适宜居住的无人区，

其面积在计算当地卫生人力资源密度时占有较大的比例，对农村卫生人力资源的密度分布影响很大。如新疆的大沙漠和荒滩，研究区域内的林区、沙滩、沙丘，以及青海湖和西藏的大雪山等，这些地方无人居住，其人口密度应该为0。因此，计算西部地广人稀农村卫生人员人口密度分布时，应该考虑到这些非居住地的影响，应该从研究的各省份农村区域中除去这些无人区的面积。顾及不适宜居住地区的面积计算方法如下。

我们假设所研究西部地广人稀农村地区的总面积为S，在总面积中涉及非居住地面积，非居住地包括沙漠、林区、湖泊等，其对应数量为n、m、k等，对应面积用W、D、F等表示，所研究农村地区实际居住面积为M，则有

$$M = S - \left(\sum_{t=1}^{n} W_t + \sum_{p=1}^{m} D_p + \sum_{q=1}^{k} F_q + \cdots \right) \quad (2\text{-}5)$$

式中t、p、q分别代表第t个沙漠、第p个林区、第q个湖泊。这种方法主要针对的是存在无人区的地区，所以针对新农村实际服务面积的测算是该方法的一种特殊情况，即无人区面积为0，两种方法其实是相同的。

而针对不规则农村地广人稀地区，我们采用两种方式获得其地理面积进行测算，方法如下（以青海湖为例）。

1）资料查找法：现在许多无人区（如青海湖、腾格里沙漠等）的面积都已被地质勘测人员较为准确地勘测出来了，在计算的过程中可以直接利用该数据，用所研究对象的总面积直接减去这些无人区面积便可更加精确地计算当地卫生人力资源的人口密度。

2）百度卫星定位，测算所研究区域无人区面积：根据百度地图搜索所需研究的对象，估算位置区域面积，见图 2-3，可以进行测距，将不规则图形划分为多个规则的面积进行计算。该方法存在在估算面积上精度不足的问题，但对于存在无人区的地区，利用该方法可以最大限度地提高研究地区卫生人力资源密度核算的精度，在一定程度上能够为核算地方卫生人力资源提供一定的参考价值。

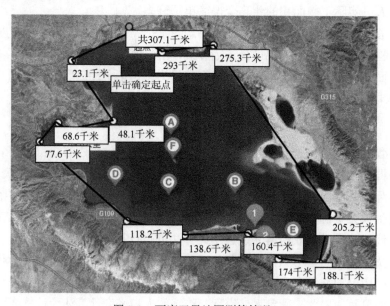

图 2-3　百度卫星地图测算情况

如图，利用百度卫星地图将不规则区域划分成一块一块规则的区域，每一块的面积定为 S_1、S_2、S_3、$\cdots$、S_n，则 $S_{\text{总}}=S_1+S_2+S_3+\cdots+S_n$。

4. 地广人稀样本县人力资源密度测量公式的确定

本研究通过对传统计算方法不足的剖析，分析得到传统方法在人口分布和地理因素两方面存在着较大的测算偏差。通过对这些测算影响因素的分析，将测算过程中人口分布和地理面积考虑到中国西部地广人稀地区农村卫生工作人员密度新的测算方法中，进行了人口权重的衡量及无人区面积的排除，从而将测算方法进行了完善。通过以上研究，得到了更好的测算西部地广人稀地区农村卫生人力资源密度的计算方法，公式如下：

$$P_i=\frac{R_i}{M_i}=\frac{T\times\dfrac{N_i}{Q}}{S_i-\left(\sum_{t=1}^{n}W_{it}+\sum_{p=1}^{m}D_{ip}+\sum_{q=1}^{k}F_{iq}+\cdots\right)} \tag{2-6}$$

式中 i 为某个村庄，T 为所有村庄的卫生人员数量，N_i 为该村庄人口数，Q 为所有村庄总人口数，S_i 为该村庄总面积，W、D、F 等依次表示沙漠、林区、湖泊等非居住地面积。

5. 公式验证

为了验证新的计算西部地广人稀农村卫生人员密度的测量方法是否符合研究目标，现在以西藏达孜区塔杰乡、内蒙古赤峰市巴林左旗哈拉哈达镇、新疆库尔勒市博湖县为研究对象，测量其农村卫生人员的人口密度。

（1）以西藏达孜区塔杰乡为例：由文献资料可得到以下关于西藏达孜区农村卫生人力医疗资源的分布情况（表 2-9，表 2-10）。

表 2-9　西藏达孜区农村卫生人力医疗资源的分布情况　（单位：人）

村卫生室	乡村医生数	执业医师数	助理医师数	注册护士数
达孜区邦堆乡克日村卫生室	1	0	0	0
达孜区邦堆乡林阿村卫生室	1	0	0	0
达孜区邦堆乡叶巴村卫生室	1	0	0	0
达孜区塔杰乡巴嘎雪村卫生室	1	0	0	0
达孜区塔杰乡塔杰村卫生室	1	0	0	0
达孜区塔杰乡主西村卫生室	1	0	0	0
达孜区章多乡拉姆村卫生室	2	0	0	0
达孜区章多乡章多村卫生室	1	0	0	0
达孜区章多乡尊木采村卫生室	1	0	0	0

根据资料收集法可得西藏达孜区全区面积为 1373 平方公里，截至 2013 年，总人口数为 29 152 人。

表 2-10　西藏达孜区三乡分布情况

村卫生室	面积（平方公里）	人口数（万人）
达孜区邦堆乡	130	0.074
达孜区塔杰乡	130	0.097
达孜区章多乡	102	0.20

根据所研究的方法计算达孜区塔杰乡农村卫生人力资源的密度：

1）根据 $R_i = T \times \dfrac{N_i}{Q}$ ，达孜区所有村庄医生数 T=10，所有村庄总人口数 Q=740+970+2000=3710，可以计算出达孜区塔杰乡 R_i 值：R_i=10×970/3710=2.61 人。

2）达孜区塔杰乡无人区主要为河流，且河流面积为 35 平方公里。基于此，根据 $M_i = S_i - \left(\sum_{t=1}^{n} W_{it} + \sum_{p=1}^{m} D_{ip} + \sum_{q=1}^{k} F_{iq} + \cdots \right)$ ，可得出 M_i 的值为 95（计算过程略）。

3）由研究所得的测算方法 $P_i = \dfrac{R_i}{M_i} = \dfrac{T \times \dfrac{N_i}{Q}}{S_i - \left(\sum_{t=1}^{n} W_{it} + \sum_{p=1}^{m} D_{ip} + \sum_{q=1}^{k} F_{iq} + \cdots \right)}$ ，可得 $P_i=R_i/M_i$=2.61/95=0.028 人/平方公里。

（2）以内蒙古赤峰市巴林左旗为例：由文献资料可得到以下关于内蒙古赤峰市巴林左旗农村卫生人力医疗资源的分布情况（表 2-11）。

表 2-11　内蒙古赤峰市巴林左旗农村卫生人力医疗资源的分布情况　（单位：人）

村卫生室	乡村医生数	执业医师数	助理医师数	注册护士数
巴林左旗查干哈达苏木乡查干套海村卫生室	0	0	0	0
巴林左旗哈拉哈达镇北房身村卫生室	1	0	2	0
巴林左旗哈拉哈达镇全胜村卫生室	3	0	2	0
巴林左旗哈拉哈达镇小城子村卫生室	2	0	1	0
巴林左旗十三敖包镇敖包后村卫生室	3	0	3	0
巴林左旗查干哈达苏木乡红光嘎查村卫生室	1	0	0	0
巴林左旗查干哈达苏木乡保安堂村卫生室	0	0	0	0
巴林左旗十三敖包镇房身村卫生室	2	0	1	0
巴林左旗十三敖包镇夹山子村卫生室	1	0	1	0

根据资料收集法可得内蒙古赤峰市巴林左旗的面积为 6713 平方公里，总人口为 32.6577 万人。

根据传统方法内蒙古赤峰市巴林左旗农村卫生人力医疗资源人口密度应为：

基于每平方公里数的人口密度=23 人/6713 平方公里=0.0034 人/平方公里

基于每千人口数的人口密度=23 人/326.577 千人=0.07 人/每千人

$$\mathrm{HRDI} = \sqrt{(23/326.577) \times (23/6713)}$$
$$= 0.015$$

根据所研究的方法计算内蒙古赤峰市巴林左旗农村卫生人力资源的密度：

$$P = \frac{R_i}{M_i} = 0.139 \text{ 人}/2213 \text{ 平方公里} = 0.000\,062\,81 \text{ 人/平方公里}$$

（3）以新疆库尔勒市博湖县为例：由文献资料可得到以下关于新疆库尔勒市博湖县农村卫生人力医疗资源的分布情况（表 2-12）。

表 2-12　新疆库尔勒市博湖县农村卫生人力医疗资源的分布情况　　（单位：人）

村卫生室	乡村医生数	执业医师数	助理医师数	注册护士数
博湖县才坎诺尔乡才坎诺尔村	0	0	1	0
博湖县才坎诺尔乡赛村	1	0	1	0
博湖县才坎诺尔乡哈村	0	1	0	0
博湖县本布图乡新十村	1	0	0	0
博湖县本布图乡向村	1	0	0	1
博湖县本布图乡劳村	1	0	0	0
博湖县塔温觉肯乡科克托墩村	2	0	0	0
博湖县塔温觉肯乡哈尔恩格村	1	0	0	0
博湖县塔温觉肯乡塔村	2	0	0	0

根据资料收集法可得新疆库尔勒市博湖县总面积为 3 808.6 平方公里，其中水域面积为 1646 平方公里，占总面积的 43.2%；总人口数为 61 830 人。

根据传统方法新疆库尔勒市博湖县农村卫生人力资源人口密度应为：

基于每平方公里数的人口密度=13 人/3808.6 平方公里=0.0034 人/平方公里

基于每千人口数的人口密度=13 人/61.830 千人=0.21 人/每千人

$$\text{HRDI} = \sqrt{(13/61.830) \times (13/3808.6)}$$
$$= 0.0267$$

根据所研究的方法计算新疆库尔勒市博湖县农村卫生人力资源的密度：

$$P = \frac{R_i}{M_i} = 0.4156/(3808.6 - S_{\text{水域}}) = 0.000\,19 \text{ 人/平方公里}$$

五、中国西部地区卫生人力配置人口分布公平性

经计算，可得 2008～2017 年中国西部地区卫生人力按人口分布的基尼系数和泰尔指数，见表 2-13。从基尼系数和泰尔指数来看，中国西部地区卫生人力的公平性较好，历年基尼系数集中在 0.04～0.12、泰尔指数集中在 0.003～0.030。整体而言，2008～2017 年中国卫生人员、卫生技术人员、执业（助理）医师、注册护士的基尼系数、泰尔指数变化较小，呈波动趋势。

表 2-13　中国西部地区卫生人力按人口分布的基尼系数和泰尔指数

卫生人力	2008 年		2011 年		2014 年		2017 年	
	基尼系数	泰尔指数	基尼系数	泰尔指数	基尼系数	泰尔指数	基尼系数	泰尔指数
卫生人员	0.107 5	0.020 0	0.103 4	0.017 9	0.063 2	0.006 5	0.046 4	0.003 6
卫生技术人员	0.106 1	0.019 1	0.107 7	0.019 2	0.072 9	0.008 5	0.054 2	0.005 2
执业（助理）医师	0.102 1	0.017 6	0.091 4	0.013 2	0.078 5	0.009 6	0.056 2	0.004 9
注册护士	0.112 8	0.021 5	0.127 7	0.026 5	0.071 9	0.010 3	0.044 8	0.005 5

对 2017 年中国西部地区各省人口进行降序排序并分组，其中，第一组包括四川、广西、云南、陕西，第二组包括贵州、甘肃、内蒙古、新疆，第三组包括宁夏、青海、西藏。同理，可得 2017 年中国西部地区卫生人力按人口分布的基尼系数和泰尔指数，见表 2-14。从基尼系数来看，第三组的卫生技术人员分数最高，第二组的执业（助理）医师分数最高，第三组的注册护士分数最高。总体来看，第一、二组基尼系数波动较小，第三组波动较大。从泰尔指数来看，第一组卫生技术人员的泰尔指数最高（0.005 7），第二组执业（助理）医师分数最高（0.006 9），第三组注册护士的泰尔指数最高（0.047 6），总体来看三个组的泰尔指数变化均较小，呈波动趋势。

表 2-14　2017 年中国西部地区卫生人力按人口降序分组的基尼系数和泰尔指数

卫生人力	第一组		第二组		第三组	
	基尼系数	泰尔指数	基尼系数	泰尔指数	基尼系数	泰尔指数
卫生人员	0.048 4	0.004 4	0.040 0	0.002 9	0.004 3	0.000 5
卫生技术人员	0.051 6	0.005 7	0.050 9	0.004 6	0.062 6	0.011 0
执业（助理）医师	0.045 2	0.003 6	0.062 6	0.006 9	0.028 8	0.002 0
注册护士	0.034 8	0.003 0	0.047 0	0.004 9	0.127 7	0.047 6

将西部地区卫生人力与东中部及全国水平对比，从基尼系数来看，中国东部地区注册护士基尼系数最高（0.087 7），表明中国东部注册护士的配置公平性低于中西部及全国水平；从泰尔指数来看，东部地区的执业（助理）医师和注册护士的泰尔指数最高，分别为 0.015 0 和 0.014 2，表明东部地区卫生人员的配置公平性低于中西部及全国水平（表 2-15）。

表 2-15　2017 年中国各地域卫生人力按人口分布的基尼系数和泰尔指数

卫生人力	西部地区		东部地区		中部地区		全国	
	基尼系数	泰尔指数	基尼系数	泰尔指数	基尼系数	泰尔指数	基尼系数	泰尔指数
卫生人员	0.046 4	0.003 6	0.064 8	0.008 9	0.057 6	0.006 3	0.062 2	0.007 5
卫生技术人员	0.054 2	0.005 2	0.073 3	0.010 5	0.054 7	0.005 4	0.070 3	0.009 3
执业（助理）医师	0.056 2	0.004 9	0.070 8	0.015 0	0.064 1	0.007 6	0.077 1	0.010 7
注册护士	0.044 8	0.005 4	0.087 7	0.014 2	0.058 6	0.006 2	0.077 6	0.010 7

六、中国西部卫生人力配置经济分布公平性

经计算可得中国西部地区卫生人力按经济分布的基尼系数和泰尔指数，见表 2-16。从基尼系数来看，2008、2011、2014 以及 2017 年按经济计算的基尼系数均在 0.20 以下，可见中国西部地区按经济配置卫生人力资源的公平性较好。从泰尔指数来看，2008、2011、2014 以及 2017 年按经济计算的卫生人员、卫生技术人员、执业（助理）医师、注册护士的泰尔指数保持稳定，值得一提的是，每年注册护士泰尔指数的值均最高。

表 2-16　中国西部地区卫生人力按经济分布的基尼系数和泰尔指数

卫生人力	2008 年		2011 年		2014 年		2017 年	
	基尼系数	泰尔指数	基尼系数	泰尔指数	基尼系数	泰尔指数	基尼系数	泰尔指数
卫生人员	0.089 4	0.016 5	0.121 1	0.032 1	0.125 3	0.030 8	0.100 2	0.017 5
卫生技术人员	0.091 2	0.016 6	0.116 7	0.028 3	0.118 4	0.028 5	0.074 6	0.016 7
执业（助理）医师	0.091 6	0.014 5	0.119 9	0.025 8	0.116 1	0.023 9	0.093 4	0.016 0
注册护士	0.117 5	0.025 1	0.128 1	0.035 1	0.130 8	0.033 9	0.103 5	0.018 8

按照 2017 年西部各省人均 GDP 将西部各省分成低人均 GDP 组、中人均 GDP 组和高人均 GDP 组，其中第一组的人均 GDP 最低，包括甘肃、云南、贵州、广西；第二组人均 GDP 高于第一组，包括新疆、青海、四川、西藏；第三组最高，包括内蒙古、陕西、宁夏。

从泰尔指数和基尼系数来看，中人均 GDP 组的按经济配置卫生人力资源的基尼系数明显高于其他两组，具体见表 2-17。

表 2-17　2017 年中国西部地区卫生人力按经济分布的基尼系数和泰尔指数

卫生人力	第一组		第二组		第三组	
	基尼系数	泰尔指数	基尼系数	泰尔指数	基尼系数	泰尔指数
卫生人员	0.093 1	0.016 2	0.521 2	0.619 8	0.304 5	0.205 0
卫生技术人员	0.049 7	0.018 5	0.533 2	0.701 6	0.100 8	0.202 1
执业（助理）医师	0.079 0	0.011 9	0.527 4	0.654 9	0.256 4	0.160 0
注册护士	0.120 2	0.025 7	0.552 3	0.819 2	0.302 4	0.191 6

2017 年中国各地域卫生人力按经济分布的基尼系数和泰尔指数见表 2-18。从基尼系数来看，按经济计算的西部地区、东部地区、中部地区计算的基尼系数均小于 0.20，说明人力资源配置非常公平，即各省卫生人力资源的拥有量与各省 GDP 有重要关系。从泰尔指数来看，中部地区卫生人力资源按经济配置的公平性显著高于东部和西部。

表 2-18　2017 年中国各地域卫生人力按经济分布的基尼系数和泰尔指数

卫生人力	西部地区		东部地区		中部地区		全国	
	基尼系数	泰尔指数	基尼系数	泰尔指数	基尼系数	泰尔指数	基尼系数	泰尔指数
卫生人员	0.100 2	0.017 5	0.159 0	0.039 3	0.064 1	0.006 8	0.189 5	0.057 1
卫生技术人员	0.074 6	0.016 7	0.143 1	0.032 2	0.044 4	0.003 4	0.174 6	0.048 4
执业（助理）医师	0.093 4	0.016 0	0.159 7	0.040 0	0.061 9	0.006 5	0.169 9	0.046 1
注册护士	0.103 5	0.018 8	0.130 6	0.027 7	0.026 1	0.001 6	0.172 5	0.047 3

七、中国西部卫生人力配置地理分布公平性

经计算可得，2008～2017 年中国西部地区卫生人力按地理分布的基尼系数和泰尔指

数，见表 2-19。从基尼系数来看，按照面积计算的西部地区卫生人力资源基尼系数总体呈上升趋势，均高于 0.40，即按照地理面积分配的卫生资源拥有量非常不公平。从泰尔指数来看，西部地区每年按面积配置卫生人力资源的泰尔指数呈波动趋势，但注册护士的泰尔指数每年均最高。

表 2-19　2008～2017 年中国西部地区卫生人力按地理分布的基尼系数和泰尔指数

卫生人力	2008 年		2011 年		2014 年		2017 年	
	基尼系数	泰尔指数	基尼系数	泰尔指数	基尼系数	泰尔指数	基尼系数	泰尔指数
卫生人员	0.603 0	0.842 2	0.617 2	0.842 8	0.626 6	0.884 4	0.629 3	0.883 8
卫生技术人员	0.600 9	0.840 8	0.613 4	0.883 4	0.628 2	0.941 3	0.633 6	0.952 8
执业（助理）医师	0.598 6	0.829 8	0.608 6	0.881 9	0.617 1	0.890 0	0.617 5	0.872 0
注册护士	0.604 2	0.912 5	0.620 0	0.987 3	0.637 7	1.062 9	0.644 3	1.061 2

根据 2017 年各省地理面积大小，将样本 11 个省区分为 3 组，第一组地理面积最大，包括新疆、西藏、内蒙古、青海；第二组地理面积次之，包括四川、甘肃、云南、广西；第三组地理面积最小，包括陕西、贵州、宁夏。从表 2-20 可知，按地理分布的基尼系数第一组＞第二组＞第三组，从泰尔指数来看，第一组各种卫生人力资源按面积配置的泰尔指数也均为最高。

表 2-20　2017 年中国西部地区卫生人力按地理分布的基尼系数和泰尔指数

卫生人力	第一组		第二组		第三组	
	基尼系数	泰尔指数	基尼系数	泰尔指数	基尼系数	泰尔指数
卫生人员	0.306 5	0.231 9	0.245 9	0.125 3	0.087 6	0.025 3
卫生技术人员	0.332 8	0.326 4	0.246 0	0.127 6	0.094 3	0.024 2
执业（助理）医师	0.334 1	0.288 1	0.236 2	0.115 7	0.061 2	0.013 2
注册护士	0.346 1	0.415 1	0.250 0	0.141 0	0.080 6	0.020 5

2017 年中国各地域卫生人力按地理分布的基尼系数和泰尔指数见表 2-21，从基尼系数和泰尔指数来看，中国西部地区卫生人力资源按地理分布的公平性明显低于中部地区和东部地区。虽然东部地区和中部地区按面积配置的卫生人力的公平性较好，但全国按面积配置的公平性较差，这也显示中国东、中、西部卫生人力资源按地理分布的差别较大。

表 2-21　2017 年中国各地域卫生人力按地理分布的基尼系数和泰尔指数

卫生人力	西部地区		东部地区		中部地区		全国	
	基尼系数	泰尔指数	基尼系数	泰尔指数	基尼系数	泰尔指数	基尼系数	泰尔指数
卫生人员	0.629 3	0.883 8	0.441 0	0.390 5	0.172 9	0.051 0	0.653 0	1.117 6
卫生技术人员	0.633 6	0.952 8	0.447 3	0.404 2	0.163 6	0.044 7	0.656 8	1.174 9
执业（助理）医师	0.617 5	0.872 0	0.443 8	0.396 8	0.162 5	0.045 3	0.663 3	1.164 2
注册护士	0.644 3	1.061 2	0.454 3	0.426 7	0.162 1	0.043 1	0.661 1	1.255 3

第五节　小　结

本章主要从卫生人力配置及其公平性方面对中国西部地区卫生人力基本情况进行比较分析。

第一，从西部地区各省每千人口卫生人员数、每平方公里卫生人员数及 HRDI 来看，中国西部地区各省卫生人力配置存在区域性差异，各省卫生人力配置情况差异巨大，低人口密度地区卫生人力资源地理覆盖不足，仅每千人口卫生人员数分布相对公平，这是一直以来"人向性"的卫生人力资源配置模式所带来的必然结果。从医护比来看，中国西部地区各省差别显著且普遍偏低，少数省份医护比倒置现象严重。

第二，中国西部地区按人口和经济配置卫生人力资源的公平性较好，按地理面积配置卫生人力资源的公平性较差。研究发现，中国西部地区卫生人力资源配置的人口公平性和经济公平性明显高于地理公平性，人口和经济配置卫生人力资源带来的卫生人力资源配置结果有较高的契合度，但是在中国西部地区经济不发达、面积相差大的情况下也会自发地导致经济实力差的省份按地理配置卫生人力资源的不公平。卫生人力资源配置，不仅要解决服务人口拥有卫生人力资源量的问题，还要兼顾地理面积在不同地域合理配置。政府必须改变传统单一"人向性"的卫生人力配置模式，强化政府在卫生人力资源配置中的作用，提高卫生人力资源地理覆盖率，使每个地区的居民都能享受到应有的基本健康保障。

第三，经济实力强的省份按经济配置人力资源的公平性较差，面积大的省份按面积配置卫生人力资源的公平性较差。研究发现，高人均 GDP 组各种卫生人力资源按经济配置的公平性明显低于其余两组，这说明经济实力强的省份在获得较高的卫生人力配置水平的同时，在它们内部之间也存在较大差异。

基尼系数和泰尔指数的分析结果均显示，东部和中部地区卫生人力资源按地理面积配置的公平性较好，而从西部地区或全国水平来看，卫生人力资源按地理面积配置的公平性较差，这说明，西部地区本身按地理面积配置卫生人力资源的公平性处于较低水平，且是导致全国卫生人力资源按地理分布不公平的重要因素。

第四，关于地广人稀地区卫生工作人员密度指数的测量方面，新的计算中国西部地广人稀地区农村医疗卫生工作人员密度的测算方法，首先对各农村卫生工作人员进行人口分布的测算，计算出实际医务人员利用率，以解决传统测算方法按人口"理想化"均匀分布计算造成的偏差；然后，再利用各个农村地形的不同，计算出农村卫生工作人员实际工作的面积范围；两者的比值即为中国西部地广人稀地区农村卫生工作人员的密度。

本研究在传统人口密度测算法的基础上做了改进，该方法将传统方法中未考虑到的因素也考虑其中，结合西部地广人稀地区地形和人口特点，较为周全地将其考虑到卫生工作人员密度的计算当中，合理、真实可靠。

但以这种方法计算的农村卫生工作人员密度仍存在一定的局限性。由于资料的时效性，在研究的过程中多少会出现一定的偏差，在设计和统计的过程中，更好地完善人口密度分布的建模及地理面积的建模需要具有相关专业背景的人士继续深究，有进一步细化的必要。尽管如此，该方法较传统的人口密度计算方法有了很大的改进，其局限性为将来进一步研究提供了后续的思路。

第三章

中国西部样本农村地区卫生人力基本专业知识测试研究

第一节　基本专业知识测试卫生人力分布情况

本次问卷调查共收集 3539 份问卷,去除测试问卷空白选项的无效记录外,共剩余 3255 份有效问卷。统计结果显示,从各省区问卷分布数量上看,问卷较多的样本省份依次是贵州、四川、甘肃,分别为 495 份、383 份、334 份,约占问卷总数的 37.24%;问卷较少的样本省区依次是青海、宁夏、西藏,分别为 248 份、210 份、189 份,约占问卷总数的 19.88%。从不同卫生机构问卷分布数量上看,县医院、乡镇卫生院、妇幼保健院问卷数量较多,分别为 852 份、846 份、546 份,约占问卷总数的 68.94%;中医院、疾病预防控制中心、村卫生室问卷数量较少,分别为 435 份、370 份、206 份,约占问卷总数的 31.06%。在样本省区中,西藏的中医院、妇幼保健院问卷数量为 0,新疆村卫生室的问卷数量为 0,其余样本省区各类卫生机构均有所分布。样本卫生人力基本均匀分布在西部 11 个样本省区和各类卫生机构中。结果见表 3-1。

表 3-1　卫生人力基本专业知识测试问卷省际及卫生机构间分布　　（单位：份）

省区	不同卫生机构类型的问卷数						总计
	县医院	中医院	妇幼保健院	疾病预防控制中心	乡镇卫生院	村卫生室	
甘肃	75	50	56	37	90	26	334
广西	74	57	122	20	42	1	316
贵州	80	77	54	47	167	70	495
内蒙古	92	35	35	18	58	13	251
宁夏	47	46	35	24	53	5	210
青海	74	6	19	30	113	6	248
陕西	61	55	38	45	61	8	268
四川	81	76	82	38	78	28	383
西藏	122	0	0	16	24	27	189
新疆	70	21	46	36	87	0	260
云南	76	12	59	59	73	22	301
总计	852	435	546	370	846	206	3255

本表数据由调研问卷整理所得

此外，在分析过程中对测试问卷进行分值量化，并对得分总值进行分级，依次为不及格、及格和优秀，以更加直观地反映卫生人力问卷测试得分水平。分值量化方法等见表 3-2：问卷满分为 34 分（1×16+2×9=34），优秀分数为≥28 分，及格分数为≥21 分，小于 21 分均为不合格。

表 3-2　卫生人力基本专业知识问卷测试分值量化及各项指标

单选题分值	多选题分值	满分	优秀	及格	不及格
1 分/题	2 分/题	34 分	≥28 分	≥21 分	<21 分

第二节　基本专业知识测试得分情况

一、整体测试得分情况

总体来看，西部农村地区 11 个省区样本卫生人力基本专业知识测试的平均得分为 19.30 分，整体处于不及格的水平，其中最差的问卷仅得 2 分，也存在满分的测试问卷，在 3255 份问卷中，共有 42 份满分问卷。这表明西部农村地区 11 个省区样本卫生人力对基本专业知识掌握程度参差不齐，西部农村地区 11 个省区卫生人力质量有待进一步提高。见表 3-3。

表 3-3　西部农村卫生人力基本专业知识测试得分情况

均分	平均水平	标准差	极小值	极大值
19.30	不及格	5.146	2	34

本表数据由调研问卷整理所得

表 3-4 为西部农村卫生人力基本专业知识的掌握水平情况。根据问卷测试得分评级结果显示，西部农村地区卫生人力基本专业知识的掌握水平基本处于不及格的状态，59.80%的样本卫生人员测试不及格，35.00%的样本卫生人员测试及格，仅有 5.20%的样本卫生人员测试优秀。从其基本专业知识的掌握水平来看，这可能与本项目研究对象的限制——西部农村地区且医疗机构处于县级医疗机构以下的卫生机构的卫生人员有非常大的相关性，但这也从侧面进一步反映出西部农村地区卫生人力基本专业素质水平低下，及格以上水平仅占问卷数量的 40%左右，这可能进一步导致西部农村地区卫生机构服务质量较差，无法满足居民基本医疗需求。

表 3-4　西部农村卫生人力基本专业知识的掌握水平情况

指标	不及格	及格	优秀
频数	1948	1139	168
百分比（%）	59.80	35.00	5.20

本表数据由调研问卷整理所得

二、各省、各类卫生机构卫生人力测试得分情况

1. 各省卫生人力测试得分情况

统计结果显示,在各样本省区卫生人力测试得分方面,云南、内蒙古、广西样本卫生人力测试均分较高,分别为 24.20 分、20.82 分、20.38 分;青海、西藏、新疆样本卫生人力测试均分较低,分别为 16.59 分、16.58 分、16.45 分。这表明,各样本省区卫生人力测试均分整体偏低,除云南平均水平处于及格水平外,其余 10 个省区的样本卫生人力测试得分水平均处于不及格水平。此外,西部各样本省区间农村卫生人力测试得分极差普遍较大,说明西部各样本省区间农村卫生人力质量不均衡,存在较大差异;根据均值检验的方差分析结果,西部各样本省区间农村卫生人力测试得分存在显著性差异。见表 3-5、表 3-6。

表 3-5 西部各省区农村卫生人力基本专业知识测试得分情况

省区	均分	平均水平	标准差	极小值	极大值
甘肃	20.11	不及格	3.825	6	29
广西	20.38	不及格	4.450	6	34
贵州	18.45	不及格	4.224	4	28
内蒙古	20.82	不及格	5.352	7	31
宁夏	17.53	不及格	4.200	4	26
青海	16.59	不及格	4.559	5	28
陕西	19.61	不及格	4.359	3	31
四川	19.74	不及格	4.293	7	31
西藏	16.58	不及格	5.380	2	27
新疆	16.45	不及格	3.614	5	27
云南	24.20	及格	6.951	5	34
总平均分	19.30	不及格	5.146	2	34

本表数据由调研问卷整理所得

表 3-6 西部各省区农村卫生人力基本专业知识测试得分的方差分析结果

	平方和	v	均方	F	P
组间	14 838.463	10	1483.846	67.475	0.000
组内	71 338.887	3244	21.991		
总计	86 177.350	3254			

进一步对测试得分级别与省区进行列联表分析,结果见表 3-7。统计结果显示,在西部11个省区中,云南、广西、内蒙古农村卫生人力测试得分及格(含优秀)水平较高,及格率(含优秀)分别为 72.50%、53.80%、49.40%;西藏、青海、新疆农村卫生人力测试得分及格(含优秀)水平较低,及格率(含优秀)分别为 26.50%、20.60%、10.00%。其中云南和内蒙古分别有 34.60% 和 14.30% 的样本卫生人力测试得分级别为优秀,远远高于其他省区,新疆、西藏、宁夏的样本卫生人力测试得分优秀率为 0,这表明,新疆、西藏、

宁夏样本卫生人力质量远低于其他省区。此外，卡方检验结果显示，11 个省区样本卫生人力测试得分级别间存在显著性差异。

表 3-7　西部各省区农村卫生人力基本专业知识测试得分级别与省区的列联表分析结果

| 省区 | 测试得分级别 | | | | | |
| | 不及格 | | 及格 | | 优秀 | |
	n	%	n	%	n	%
甘肃	174	52.10	158	47.30	2	0.60
广西	146	46.20	165	52.20	5	1.60
贵州	334	67.50	160	32.30	1	0.20
内蒙古	127	50.60	88	35.10	36	14.30
宁夏	152	72.40	58	27.60	0	0.00
青海	197	79.40	49	19.80	2	0.80
陕西	150	56.00	113	42.20	5	1.90
四川	212	55.40	158	41.30	13	3.40
西藏	139	73.50	50	26.50	0	0.00
新疆	234	90.00	26	10.00	0	0.00
云南	83	27.60	114	37.90	104	34.60

列联表卡方检验结果：Pearson 卡方值=904.765，$P=0.000$

2. 各类卫生机构卫生人力测试得分情况

西部农村地区各类卫生机构卫生人力基本专业知识测试得分统计结果显示，妇幼保健院、中医院、疾病预防控制中心卫生人力测试得分均分较高，得分分别为 20.56 分、19.79 分、19.49 分；县医院、乡镇卫生院、村卫生室卫生人力测试得分均分较低，得分分别为 19.21 分、18.76 分、17.17 分。总体上看，各类卫生机构卫生人力测试得分水平均处于不及格状态。除中医院外，西部各类卫生机构卫生人力基本专业知识测试得分均有满分（34分）情况，但各类卫生机构得分极差普遍较大，说明西部各类卫生机构卫生人力质量不均衡，存在较大差异。根据均值检验的方差分析结果，各类型卫生机构卫生人力基本专业知识测试得分间存在显著性差异。结果见表 3-8、表 3-9。

表 3-8　西部各类卫生机构卫生人力基本专业知识测试得分情况

卫生机构	均分	平均水平	标准差	极小值	极大值
县医院	19.21	不及格	5.481	4	34
中医院	19.79	不及格	4.098	8	31
妇幼保健院	20.56	不及格	5.000	6	34
疾病预防控制中心	19.49	不及格	5.604	3	34
乡镇卫生院	18.76	不及格	4.883	2	34
村卫生室	17.17	不及格	5.315	4	34
总平均分	19.30	不及格	5.146	2	34

本表数据由调研问卷整理所得

表 3-9　西部各类卫生机构卫生人力基本专业知识测试得分的方差分析结果

	平方和	v	均方	F	P
组间	2168.810	5	433.762	16.776	0.000
组内	84 008.540	3249	25.857		
总计	86 177.350	3254			

表 3-10 为测试得分级别与卫生机构的列联表分析结果。统计结果显示，西部 11 个省区中，妇幼保健院、中医院、疾病预防控制中心卫生人力测试得分及格（含优秀）水平较高，及格率（含优秀）分别为 51.60%、43.90%、41.60%；县医院、乡镇卫生院、村卫生室卫生人力测试得分及格（含优秀）水平较低，及格率（含优秀）分别为 37.30%、36.90%、24.20%。卡方检验结果显示，不同类型卫生机构卫生人力测试得分级别之间存在显著性差异。

表 3-10　西部各类卫生机构卫生人力基本专业知识测试得分级别与各类卫生机构的列联表分析结果

卫生机构	测试得分级别					
	不及格		及格		优秀	
	n	%	n	%	n	%
县医院	534	62.70	252	29.60	66	7.70
中医院	244	56.10	181	41.60	10	2.30
妇幼保健院	264	48.40	243	44.50	39	7.10
疾病预防控制中心	216	58.40	132	35.70	22	5.90
乡镇卫生院	534	63.10	286	33.80	26	3.10
村卫生室	156	75.70	45	21.80	5	2.40

列联表卡方检验结果：Pearson 卡方值=94.434，P=0.000

3. 不同卫生机构不同类型卫生人力得分情况

表 3-11 为不同卫生机构不同类型卫生人力（医生和护士）得分情况。统计结果显示，在不同级别卫生机构得分方面，县级医疗机构的医生和护士的测试得分明显高于乡镇级、村级医疗机构医生和护士的测试得分，村级医疗机构医生和护士的测试得分均最低，这可能与卫生机构所在地域社会经济发展水平密切相关。其中，在县级卫生机构中，妇幼保健院得分最高，医生、护士得分分别为 20.72 分、20.67 分；县医院得分最低，医生、护士得分分别为 19.25 分、19.67 分。在同一级别卫生机构中，医生和护士的测试得分情况也不同，除县医院医生测试得分低于护士测试得分外，中医院、妇幼保健院、疾病预防控制中心、乡镇卫生院和村卫生室的医生测试得分均高于护士测试得分，总体上看，医生得分高于护士得分，这可能与不同类型卫生人力的学历要求、规培时间等因素直接相关。

表 3-11　不同卫生机构不同类型卫生人力得分情况　　　　（单位：分）

卫生机构级别	卫生机构类型	不同类型卫生人力得分	
		医生	护士
县级	县医院	19.25	19.67
	中医院	19.91	19.74

续表

卫生机构级别	卫生机构类型	不同卫生人力类型得分	
		医生	护士
县级	妇幼保健院	20.72	20.67
	疾病预防控制中心	20.50	19.63
乡镇级	乡镇卫生院	18.96	18.55
村级	村卫生室	17.26	16.20

本表数据由调研问卷整理所得

第三节 基本专业知识测试得分影响因素分析

首先对卫生人力个体特征进行测试得分进行均值检验。表 3-12 为不同年龄组卫生人力基本专业知识测试得分情况。统计结果显示，31～40 岁样本卫生人员测试得分均值最高，为 19.95 分；41～50 岁样本卫生人员得分为 19.72 分；30 岁及以下样本得分为 19.18 分；51 岁及以上样本卫生人员测试得分均值最低，仅为 17.26 分。这说明，卫生人力的年龄与其测试得分具有显著相关性，31～40 岁样本卫生人员对基本专业知识掌握程度最好，51 岁及以上样本卫生人员对基本专业知识掌握程度最差。方差检验结果显示，各年龄组样本卫生人员测试得分存在显著差异性，处于 31～50 岁年龄段的样本卫生人员测试得分较其他年龄段样本卫生人员得分更加均衡。

表 3-12 不同年龄组卫生人力基本专业知识测试得分情况

年龄组	均值	标准差	极小值	极大值	P
30 岁及以下	19.18	5.412	2	34	
31～40 岁	19.95	4.891	3	34	0.000
41～50 岁	19.72	5.013	3	34	
51 岁及以上	17.26	5.317	6	32	

本表数据由调研问卷整理所得

表 3-13 为不同性别卫生人力基本专业知识测试得分情况。从表 3-13 中可以看出，不同性别卫生人力基本专业知识测试得分极差相近，女性卫生人员测试得分为 19.83 分，男性卫生人员测试得分为 18.74 分，女性卫生人员测试得分均值显著高于男性卫生人员测试得分。

表 3-13 不同性别卫生人力基本专业知识测试得分情况

性别	均值	标准差	极小值	极大值	P
女	19.83	5.234	3	34	0.000
男	18.74	4.998	2	34	

本表数据由调研问卷整理所得

表 3-14 为不同学历卫生人力基本专业知识测试得分情况。从表中可以看出，大学本科及以上卫生人员测试得分均值最高，为 20.24 分；其次为中专及大专学历的卫生人员，为 19.25 分；高中及以下学历的卫生人员得分最低，仅为 15.88 分。这说明随着学历的提高，样本卫生人员的测试得分均值也在逐渐提高。方差分析结果进一步说明卫生人员学历与其测试得分之间存在显著相关性，即样本卫生人员的测试得分与其受教育程度存在正相关性。

表 3-14 不同学历卫生人力基本专业知识测试得分情况

学历	均值	标准差	极小值	极大值	P
高中及以下	15.88	5.949	6	32	
中专及大专	19.25	5.143	3	34	0.000
大学本科及以上	20.24	5.115	2	34	

本表数据由调研问卷整理所得

表 3-15 为不同从业前医学教育接受情况卫生人力基本专业知识测试得分情况。统计结果显示，从业前接受过医学专业教育的卫生人员测试得分与从业前未接受过医学专业教育的卫生人员测试得分间存在显著差异性，从业前接受过医学专业教育的卫生人员测试得分的均值为 19.49 分，从业前未接受过医学专业教育的卫生人员测试得分的均值为 18.69 分，从业前接受过医学专业教育的卫生人员测试得分明显高于从业前未接受过医学专业教育的卫生人员测试得分，这说明从业后对卫生人力基本专业知识掌握情况与从业前是否有医学教育基础密切相关。

表 3-15 不同从业前医学教育接受情况卫生人力基本专业知识测试得分情况

从业前是否接受过医学专业教育	均值	标准差	极小值	极大值	P
否	18.69	4.735	3	34	0.000
是	19.49	5.254	2	34	

本表数据由调研问卷整理所得

表 3-16 为不同工作年限卫生人力基本专业知识测试得分情况。工作年限为 11～20 年的样本卫生人员测试得分均值最高，为 19.78 分；工作年限在 21 年及以上的样本卫生人员测试得分均值为 19.42 分；而工作年限在 10 年及以下的样本卫生人员测试得分均值最低，为 19.32 分，这与不同年龄组卫生人力基本专业知识测试得分情况类似。方差检验结果显示，不同工作年限的样本卫生人力基本专业知识测试得分间不存在显著差异性。

表 3-16 不同工作年限卫生人力基本专业知识测试得分情况

工作年限	均值	标准差	极小值	极大值	P
10 年及以下	19.32	5.297	2	34	
11～20 年	19.78	4.961	3	34	0.121
21 年及以上	19.42	5.186	3	34	

本表数据由调研问卷整理所得

表 3-17 为不同执业类别卫生人力基本专业知识测试得分情况。总体上看，护士测试得分均值最高，为 19.64 分；医生测试得分均值为 19.45 分；防保人员测试得分均值最低，为 19.16 分。方差检验结果显示，不同执业类别样本卫生人力测试得分不存在显著差异性。

表 3-17　不同执业类别卫生人力基本专业知识测试得分情况

执业类别	均值	标准差	极小值	极大值	P
防保人员	19.16	5.490	3	34	
护士	19.64	5.046	3	34	0.388
医生	19.45	5.130	2	34	

本表数据由调研问卷整理所得

表 3-18 为不同职称卫生人力基本专业知识测试得分情况。其中，中级职称、师级职称、副高职称样本卫生人力基本专业知识测试得分均值较高，分别为 20.25 分、19.63 分、19.32 分；士级职称、无职称、正高职称样本卫生人力基本专业知识测试得分均值较低，分别为 19.07 分、18.40 分、17.13 分，而正高职称的样本卫生人力测试得分均值最低，仅为 17.13 分，这一现象与常识相悖，说明卫生人力的职称级别与基本专业知识的掌握无直接关系。方差检验结果显示，不同职称的卫生人力测试得分存在显著差异性。

表 3-18　不同职称卫生人力基本专业知识测试得分情况

职称	均值	标准差	极小值	极大值	P
无职称	18.40	6.028	2	34	
士级	19.07	5.553	3	34	
师级	19.63	4.837	3	34	0.000
中级	20.25	4.938	6	34	
副高	19.32	4.905	10	31	
正高	17.13	7.717	8	28	

本表数据由调研问卷整理所得

在对卫生人力个体特征与测试得分进行均值检验后，以下尝试将各因素进行整合，利用多元 Logistic 回归模型分析卫生人力测试得分的影响因素。在本节构建的多元 Logistic 回归模型中，因变量为样本卫生人员测试得分级别，分为不及格、及格和优秀 3 类。自变量包括省区、卫生机构类型、年龄、性别、学历、从业前是否接受过医学专业教育、工作年限、执业类别和职称等 9 个分类变量。表 3-19 为模型检验结果，可以发现本节构建的 Logistic 回归模型显著。

表 3-19　西部农村地区卫生人力基本专业知识测试得分多元 Logistic 回归模型检验结果

−2LL	似然比检验			Cox & Snell R^2	Nagelkerke R^2
	卡方	v	P		
2892.315	781.842	60	0.000	0.255	0.312

表 3-20 为西部农村地区卫生人力基本专业知识测试得分多元 Logistic 回归分析结果。

统计结果显示，省区、卫生机构类型、性别、从业前是否接受过医学专业教育等 4 个自变量对于卫生人员测试得分级别存在显著影响。

表 3-20　西部农村地区卫生人力基本专业知识测试得分多元 Logistic 回归分析结果

得分级别	自变量	b	标准误	P	exp（b）	95%置信区间	
						下限	上限
及格	截距	−1.700	1.144	0.137			
	省区（参照变量：云南）						
	甘肃	−0.342	0.196	0.082	0.711	0.484	1.044
	广西	−0.212	0.208	0.307	0.809	0.538	1.215
	贵州	−1.492	0.221	0.000	0.225	0.146	0.346
	内蒙古	−0.551	0.223	0.013	0.576	0.372	0.892
	宁夏	−1.864	0.239	0.000	0.155	0.097	0.248
	青海	−0.344	0.213	0.106	0.709	0.467	1.075
	陕西	−0.637	0.194	0.001	0.529	0.362	0.774
	四川	−1.069	0.241	0.000	0.343	0.214	0.551
	西藏	−2.694	0.281	0.000	0.068	0.039	0.117
	新疆	−0.342	0.196	0.082	0.711	0.484	1.044
	卫生机构类型（参照变量：县医院）						
	村卫生室	−0.720	0.287	0.012	0.487	0.277	0.854
	乡镇卫生院	0.343	0.133	0.010	1.410	1.086	1.831
	疾病预防控制中心	0.281	0.165	0.089	1.324	0.958	1.830
	妇幼保健院	0.551	0.143	0.000	1.735	1.311	2.297
	中医院	0.316	0.150	0.035	1.371	1.022	1.839
	年龄（参照变量：51 岁及以上）						
	30 岁及以下	−0.274	0.331	0.408	0.760	0.397	1.455
	31～40 岁	0.179	0.307	0.560	1.196	0.655	2.183
	41～50 岁	0.012	0.265	0.964	1.012	0.602	1.701
	性别（参照变量：男）						
	女	0.544	0.110	0.000	1.723	1.388	2.139
	学历（参照变量：大学本科及以上）						
	高中及以下	0.123	0.409	0.764	1.131	0.507	2.520
	中专及大专	−0.260	0.114	0.023	0.771	0.616	0.965
	从业前是否接受过医学专业教育（参照变量：是）						
	否	0.761	0.157	0.000	2.141	1.574	2.912
	工作年限（参照变量：21 年及以上）						
	10 年及以下	0.357	0.234	0.127	1.429	0.903	2.259
	11～20 年	0.177	0.199	0.373	1.194	0.808	1.763
	执业类别（参照变量：医生）						
	防保人员	−0.181	0.180	0.314	0.835	0.587	1.187
	护士	−0.179	0.119	0.132	0.836	0.662	1.055
	职称（参照变量：正高）						

续表

得分级别	自变量	b	标准误	P	exp（b）	95%置信区间 下限	95%置信区间 上限
及格	无职称	1.319	1.128	0.242	3.741	0.410	34.158
	士级	1.364	1.114	0.221	3.910	0.441	34.703
	师级	1.400	1.110	0.207	4.055	0.460	35.713
	中级	1.615	1.113	0.147	5.029	0.568	44.515
	副高	1.478	1.135	0.193	4.383	0.474	40.552
优秀	截距	−0.403	1.567	0.797			
	省区（参照变量：云南）						
	甘肃	−4.737	0.734	0.000	0.009	0.002	0.037
	广西	−3.608	0.495	0.000	0.027	0.010	0.072
	贵州	−5.797	1.045	0.000	0.003	0.000	0.024
	内蒙古	−1.480	0.279	0.000	0.228	0.132	0.394
	宁夏	−4.780	0.735	0.000	0.008	0.002	0.035
	青海	−3.382	0.493	0.000	0.034	0.013	0.089
	陕西	−3.019	0.342	0.000	0.049	0.025	0.095
	四川	−23.384	8153.110	0.998	0.000	0.000	
	西藏	−23.764	8134.061	0.998	0.000	0.000	
	新疆	−4.737	0.734	0.000	0.009	0.002	0.037
	卫生机构类型（参照变量：县医院）						
	村卫生室	−2.147	0.827	0.009	0.117	0.023	0.591
	乡镇卫生院	−0.716	0.299	0.017	0.489	0.272	0.879
	疾病预防控制中心	−0.485	0.337	0.150	0.616	0.318	1.192
	妇幼保健院	0.135	0.281	0.631	1.145	0.659	1.988
	中医院	−0.678	0.396	0.087	0.508	0.233	1.103
	年龄（参照变量：51岁及以上）						
	30岁及以下	1.150	0.913	0.208	3.159	0.528	18.904
	31～40岁	1.028	0.837	0.219	2.796	0.543	14.411
	41～50岁	0.327	0.711	0.646	1.387	0.344	5.591
	性别（参照变量：男）						
	女	0.570	0.252	0.024	1.768	1.079	2.896
	学历（参照变量：大学本科及以上）						
	高中及以下	−19.715	0.000	0.675	0.000	0.000	0.000
	中专及大专	−0.282	0.250	0.260	0.754	0.462	1.232
	从业前是否接受过医学专业教育（参照变量：是）						
	否	0.304	0.382	0.426	1.355	0.641	2.864
	工作年限（参照变量：21年及以上）						
	10年及以下	−0.675	0.581	0.246	0.509	0.163	1.592
	11～20年	−0.352	0.478	0.461	0.703	0.276	1.794
	执业类别（参照变量：医师）						
	防保人员	0.527	0.354	0.137	1.694	0.846	3.394

续表

得分级别	自变量	b	标准误	P	exp（b）	95%置信区间	
						下限	上限
优秀	护士	−0.350	0.265	0.186	0.705	0.419	1.184
	职称（参照变量：正高）						
	无职称	0.619	1.493	0.679	1.856	0.099	34.668
	士级	0.752	1.445	0.603	2.122	0.125	36.017
	师级	0.103	1.426	0.942	1.109	0.068	18.121
	中级	0.571	1.427	0.689	1.771	0.108	29.053
	副高	0.502	1.496	0.737	1.651	0.088	31.008

因变量参考类别为不及格

第四节　小　　结

本章主要对中国西部农村地区样本卫生人力的基本专业知识得分情况及其影响因素进行了分析与讨论。

第一，通过对中国西部农村地区样本卫生人力基本专业知识测试分布情况分析发现：①调查问卷分布最多的样本省份是贵州、四川、甘肃，分布最少的省区是青海、宁夏、西藏；②调查问卷在各类卫生机构的分布中，以县医院、乡镇卫生院、妇幼保健院为主，超过问卷总数的60%，村卫生室问卷数量最少，不足总数的7%，各类型卫生机构调查问卷数量分布不均衡；③除新疆、西藏外，其余样本省区各类卫生机构均有调查问卷分布。

第二，通过对中国西部农村地区样本卫生人力基本专业知识测试得分情况分析发现，①西部农村地区11个省区样本卫生人力基本专业知识测试平均得分为19.30分，整体处于不及格的水平，不及格率接近60%，其卫生人力质量有待进一步提高；②云南、内蒙古、广西样本卫生人力测试均分较高，最高均分为24.20分，青海、西藏、新疆样本卫生人力测试均分最低，最低分为16.45分，除云南处于及格水平外，其余10省区的样本卫生人力测试得分均处于不及格水平；③妇幼保健院、中医院、疾病预防控制中心卫生人力测试得分较高，最高均分为20.56分，县医院、乡镇卫生院、村卫生室卫生人力测试得分最低，最低均分为17.17分，各类卫生机构卫生人力测试得分水平均处于不及格水平；④县级医疗机构的医生和护士的测试得分明显高于乡镇级和村级医疗机构医生和护士的测试得分，村级医疗机构医生和护士的测试得分均最低，城乡差异较大，除县医院外，其他医疗机构（中医院、妇幼保健院、疾病预防控制中心、乡镇卫生院、村卫生室）医生测试得分均高于护士测试得分。

第三，对中国西部农村地区样本卫生人力基本专业知识测试得分影响因素分析发现：①年龄对基本专业知识测试得分具有显著影响，31～40岁样本卫生人员对基本专业知识的掌握程度最好，51岁及以上样本卫生人员对基本专业知识的掌握程度最差；②性别对基本专业知识测试得分具有显著影响，女性卫生人员测试得分（19.83分）显著高于男性卫生人员测试得分（18.74 分）；③卫生人员受教育程度对基本专业知识测试得分具有显著影响，大学本科及以上卫生人员测试得分（20.24 分）最高，高中及以下学历的卫生人员测试得分（15.88 分）最低，说明随着学历的提高，样本卫生人员的测试得分均值逐渐提高；④不同从业前医学教育接受情况对基本专业知识测试得分具有显著影响，从业前接受过医学专业教育的卫生人员测试得分（19.49 分）明显高于从业前未接受过医学专业教育的卫生人员测试得分（18.69 分），说明从业前是否有医学教育基础与从业后对卫生人力基本专业知识的掌握密切相关；⑤从不同工作年限对基本专业知识测试得分影响上看，工作年限在 11～20 年间的样本卫生人员测试得分（19.78 分）最高，工作年限在 10 年及以下的样本卫生人员测试得分（19.32 分）最低；⑥从不同执业类别卫生人力基本专业知识测试得分情况看，护士测试得分（19.64 分）最高，医生测试得分均值为 19.45 分，防保人员测试得分（19.16 分）最低；⑦从不同职称卫生人力基本专业知识测试得分情况看，中级职称人员得分（20.25 分）最高，正高职称人员得分（17.13 分）最低，这一现象与常识相悖。

第四章

中国西部样本农村地区卫生人力资源投入与产出分析

第一节 中国西部农村地区卫生人力资源投入产出指标体系

基于文献分析，本研究将指标体系设定为三级，其中一级指标为投入指标和产出指标；二级指标为卫生人力资源投入、卫生人力资源效率和医疗质量三类指标；三级指标包括各细分类指标，见表 4-1。在三级指标中，由于受样本卫生机构收集与统计不一致性所限，在分析过程中可以使用不同范围的三级指标。总体而言，在二级指标"卫生人力资源投入"中包括编制人员数、执业医师数、注册护士数、医护比、男女比、不同年龄组比例、学历构成、职称构成等；在二级指标"卫生人力资源效率"中包括医生人均日均诊疗人次、医生人均日均住院床日、医生人均年均出院人次、医生人均年均业务收入、病床使用率、出院者平均住院日等；在二级指标"医疗质量"中包括治愈率、3 日确诊率、急诊抢救成功率、入院与出院诊断符合率、院感染率等。

表 4-1 中国西部农村卫生人力资源投入与产出指标体系

一级指标	二级指标	三级指标
投入指标	卫生人力资源投入	编制人员数
		执业医师数
		注册护士数
		医护比
		男女比
		24～45 岁卫生技术人员占比
		大专及以上学历占比
		副高及以上职称占比
产出指标	卫生人力资源效率	医生人均日均诊疗人次
		医生人均日均住院床日
		医生人均年均出院人次
		医生人均年均业务收入
		病床使用率
		出院者平均住院日
	医疗质量	治愈率
		3 日确诊率
		急诊抢救成功率
		入院与出院诊断符合率
		院感染率

第二节　中国西部样本农村地区卫生人力资源投入基本情况

根据第一节构建的指标体系，确定在卫生人力资源投入分析时主要选择编制人员数、医护比、男女比、24～45 岁卫生技术人员占比、大专及以上学历占比、副高及以上职称占比等指标进行投入分析。

一、县级医疗机构卫生人力资源投入情况

1. 县医院

样本县县医院卫生人力资源投入情况见表 4-2。从各省样本县医院的数据分析发现，从医护比来看，11 省区平均的医护比为 1：1.20[①]，医护比最高的为贵州（1：1.50），而西藏、甘肃、新疆医护比分别为 1：0.35、1：0.64 和 1：0.85，均低于 1：1，医护比例失调，护士工作压力较大，这与医生的流动性强、护士队伍相对稳定有一定关系。从男女比例分析，男女比接近 1：2，以女性居多。从年龄构成分析，24～45 岁卫生技术人员数占总人数的比例基本在 60.00%左右，说明卫生技术人员以中青年为主，除西藏外，大专及以上学历数占到了各类学历数的 70.00%左右，但西部各省区样本县县医院的副高及以上职称数偏少，仅为 15.00%左右，职称结构不合理。

表 4-2　样本县县医院卫生人力资源投入情况

省区	编制人员数（人）	执业医师数（人）	注册护士数（人）	医护比	男女比	24～45 岁卫生技术人员占比（%）	大专及以上学历占比（%）	副高及以上职称占比（%）
甘肃	204.00	91.00	65.00	1.56	0.55	67.20	74.79	26.89
广西	433.00	186.00	276.00	0.69	0.49	67.33	65.63	13.89
贵州	442.00	72.00	120.00	0.67	0.78	62.76	68.67	16.77
内蒙古	210.00	77.00	100.00	0.82	0.37	64.10	70.54	13.88
宁夏	202.00	101.00	155.00	1.03	0.46	57.01	70.77	13.54
青海	192.00	59.00	66.00	1	0.37	48.00	60.95	7.62
陕西	416.00	102.00	151.00	0.7	0.62	65.50	79.40	20.49
四川	436.00	183.00	269.00	0.69	0.58	67.97	72.63	11.62
西藏	47.00	17.00	8.00	2.85	0.55	78.00	36.00	0.00
新疆	203.00	—	—	1.17	0.49	69.86	81.36	21.22
云南	217.00	81.00	140.00	0.89	0.74	74.42	90.47	22.58

表格中编制人员数、执业医师数、注册护士数等数据为各省区样本县平均数据。其中新疆执业医师数和注册护士数数据缺失

[①]本书中比形式的比值可能不等于相应表格中的对应数值，是因为有些数据进行过舍入修约。

2. 县中医院

从表 4-3 分析发现，从医护比来看，10 省区平均的医护比为 1∶1.14，医护比最高的云南为 1∶1.72，而广西、贵州、宁夏、四川 4 省区的医护比约为 1∶1，医护比最低的为新疆，仅为 1∶0.40，这也反映出护士工作强度大、压力大，县中医院护理人员匮乏等问题。通过男女比例分析发现，男女比最高的为宁夏，达到 1.24∶1，其他 9 省区的女性数量约为男性的 2 倍，除宁夏外各省区县中医院均以女性居多。24～45 岁卫生技术人员占比除青海、贵州和云南外均达到了 70.00%以上，说明卫生技术人员以中青年为主，新疆这一比例甚至达到了 92.16%。10 省区县中医院的大专及以上学历占比均在 60.00%以上，整体上县中医院人员的学历水平较高。但副高及以上职称数较少，最高的宁夏占比也仅为34.25%，除内蒙古、宁夏、青海外，其他 7 省区比例均低于 10.00%。

表 4-3   样本县中医院卫生人力资源投入情况

省区	编制人员数（人）	执业医师数（人）	注册护士数（人）	医护比	男女比	24～45 岁卫生技术人员占比（%）	大专及以上学历占比（%）	副高及以上职称占比（%）
甘肃	115.00	50.00	40.00	1.49	0.82	76.25	78.75	5.65
广西	143.00	59.00	85.00	0.97	0.43	70.70	65.66	1.75
贵州	108.00	33.00	38.00	1.01	0.63	67.98	74.72	5.23
内蒙古	114.00	56.00	54.00	1.49	0.62	73.82	73.07	13.60
宁夏	42.00	26.00	31.00	0.91	1.24	70.20	77.41	34.25
青海	87.00	59.00	66.00	1.93	0.56	55.64	90.98	12.78
陕西	133.00	55.00	42.00	1.35	0.42	72.39	62.34	7.16
四川	200.00	83.00	107.00	0.82	0.43	72.66	70.92	7.50
新疆	138.00	—	—	2.48	0.40	92.16	60.79	1.45
云南	149.00	34.00	56.00	0.58	0.25	68.63	100.00	6.71

西藏数据缺失，新疆执业医师和注册护士数缺失

3. 县妇幼保健院

由表 4-4 可知，样本县妇幼保健院中医护比最高的为广西（1∶1.61），四川、新疆两省区医护比也超过了 1∶1，而青海、内蒙古、贵州 3 省区的医护比仅为 1∶0.5 左右，医护比最低的为甘肃（1∶0.28），即在甘肃 1 名护士约负责 3～4 名医生的医务工作，工作压力较大。受妇幼保健院针对妇女、儿童等特定人群服务的职能限制，各样本县妇幼保健院的男女比严重失调，女性数约为男性数的 4 倍。从年龄和学历结构看，除了宁夏的 24～45岁卫生技术人员占比（38.33%）外，其余 8 省区 24～45 岁卫生技术人员占比和大专及以上学历占比均在 50.00%左右及以上。副高及以上职称占比除宁夏（25.00%）和贵州（12.50%）外，其他均在 5.00%左右，说明西部农村县级妇幼保健院的职称结构不合理，以初中级职称为主。

表 4-4　样本县妇幼保健院卫生人力资源投入情况

省区	编制人员数（人）	执业医师数（人）	注册护士数（人）	医护比	男女比	24～45岁卫生技术人员占比（%）	大专及以上学历占比（%）	副高及以上职称占比（%）
甘肃	21.67	14.00	4.00	3.58	0.19	69.84	79.36	6.35
广西	95.67	53.00	87.50	0.62	0.25	61.93	56.84	1.76
贵州	26.00	11.33	5.67	2.12	0.18	58.54	92.50	12.50
内蒙古	22.00	10.50	10.00	2.10	0.15	56.42	92.31	5.13
宁夏	31.00	26.67	8.00	3.30	0.32	38.33	77.78	25.00
青海	27.33	14.00	6.67	2.30	0.34	68.38	41.18	5.33
四川	82.67	38.33	55.00	0.78	0.36	71.52	65.74	4.93
新疆	31.33	13.33	24.00	0.88	0.10	56.81	48.21	5.51
云南	28.00	12.00	13.33	1.23	0.20	51.85	49.49	3.33

陕西、西藏数据缺失

4. 县疾病预防控制中心

图 4-1 和表 4-5 分别为样本县疾病预防控制中心人员执业类别构成情况和卫生人力资源投入情况。从各省区样本县疾病预防控制中心人员执业类别构成图分析发现，各省区样本县公共卫生类别执业医师数较少，数据记录中西藏、宁夏、甘肃这一类别执业医师为 0，但宁夏、甘肃的执业医师数占比均在 40.00% 以上，而云南公共卫生类别执业医师数占比达到了 50.00%，但记录的执业医师数为 0。出现这种差异的原因可能在于数据收集过程中部分省区没有很好地将两者的关系加以区别。从图 4-1 中还可看出，各省区样本县疾病预防控制中心的注册护士数较少，而管理和工勤技能人员数较高，除青海、内蒙古、陕西、贵州、广西外，其他省区两者之和都在 20.00% 以上。

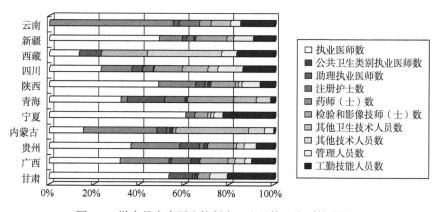

图 4-1　样本县疾病预防控制中心人员执业类别构成情况

表 4-5   样本县疾病预防控制中心卫生人力资源投入情况

省区	男女比	24～45 岁卫生技术人员 占比（%）	大专及以上学历 占比（%）	副高及以上职称 占比（%）
甘肃	1.50	65.46	83.64	12.73
广西	0.87	54.97	71.35	2.43
贵州	1.33	55.79	56.84	6.12
内蒙古	0.81	50.00	96.82	7.14
宁夏	0.83	56.58	80.00	20.00
青海	0.62	65.63	76.04	9.28
陕西	0.98	70.83	42.27	11.38
四川	1.37	60.11	73.20	4.62
西藏	0.63	92.31	100.00	0.00
新疆	0.77	51.80	62.65	14.46
云南	0.90	62.93	78.38	7.76

二、乡镇卫生院卫生人力资源投入情况

表 4-6 显示，各省区样本县乡镇卫生院的医护比最高的为广西，达到了 1：2，其次是陕西和甘肃，分别为 1：1.3 和 1：1.25，其他 9 省区均低于 1：1，医护比最低的为内蒙古，仅为 1：0.40。男女比上，除青海超过了 1：1 外，其他各省区女性数约为男性数的 2 倍。24～45 岁卫生技术人员占比除四川、甘肃外均约达到了 60.00%以上，而大专及以上学历占比除四川和新疆外也均超过了 50.00%，略低于县级医疗机构。副高及以上职称数较低，广西、贵州、陕西、西藏和云南这一比例为 0.00%，而占比最高的为宁夏，达到了 20.38%，其次为内蒙古（16.67%）。

表 4-6   样本县乡镇卫生院卫生人力资源投入情况

省区	编制人员 数（人）	执业医师 数（人）	注册护士 数（人）	医护比	男女比	24～45 岁卫生 技术人员占比 （%）	大专及以上 学历占比 （%）	副高及以上 职称占比 （%）
甘肃（9）	29.00	9.00	11.00	0.80	0.46	59.07	93.73	3.30
广西（9）	56.00	12.00	23.00	0.50	0.50	70.16	61.02	0.00
贵州（9）	25.00	5.00	3.00	1.33	0.55	66.67	57.39	0.00
内蒙古（8）	19.00	3.00	2.00	2.50	0.73	75.36	55.00	16.67
宁夏（10）	25.00	6.00	4.00	1.36	0.51	80.95	68.24	20.38
青海（7）	9.00	3.00	3.00	1.00	1.14	87.18	96.44	10.64
陕西（9）	25.00	4.00	5.00	0.77	0.72	88.24	79.38	0.00
四川（9）	33.00	18.00	7.00	2.37	0.61	47.10	38.15	0.58
西藏（9）	6.00	2.00	2	1.08	0.81	63.83	74.47	0.00
新疆（9）	32.00	9.00	9.00	1.03	0.40	72.43	45.00	3.86
云南（9）	17.00	6.00	5.00	1.28	0.59	69.11	66.94	0.00

表格中省区后括号内的数据代表抽样的乡镇卫生院数量

三、村卫生室卫生人力资源投入情况

调查发现，广西、四川和西藏基本能达到 1 个村卫生室 2 名乡村医生这一配置比例，但各样本省区在职培训合格的乡村医生数均较少，由表 4-7 可知，最高的西藏为 41.00%，而最低的宁夏仅为 8.00%。除广西外，其他所有样本村卫生室当年考核合格乡村医生人数占比均在 80.00% 以内。从执业构成类别分析发现，执业医师数和注册护士数均较少，甚至在贵州和新疆各调查的 27 所村卫生室中执业医师数均为 0。而注册护士的情况也不容乐观，最高的云南，调查的 29 所村卫生室中注册护士数为 12 人，占到了总调查注册护士数的 52.17%，而甘肃、青海、陕西、新疆 4 省区这一人数均为 0。在西部农村地区，乡村医生以中专学历及中专水平为主，最高的为广西，这一比例达到了 75.00%。

表 4-7　样本村卫生室人力资源基本情况

省区	乡村医生数（人）	卫生员数（人）	执业医师数（人）	执业助理医师数（人）	注册护士数（人）	大专及以上学历乡村医生百分比（%）	中专学历及中专水平乡村医生百分比（%）	在职培训合格乡村医生百分比（%）	当年考核合格乡村医生百分比（%）
甘肃（27）	43.00	15.00	3.00	9.00	0.00	10.00	33.00	29.00	46.00
广西（36）	60.00	17.00	17.00	7.00	3.00	2.00	75.00	10.00	87.00
贵州（27）	33.00	16.00	0.00	0.00	1.00	6.00	27.00	9.00	29.00
内蒙古（26）	39.00	10.00	4.00	10.00	2.00	15.00	23.00	22.00	38.00
宁夏（20）	26.00	9.00	7.00	5.00	1.00	9.00	16.00	8.00	22.00
青海（28）	38.00	10.00	13.00	8.00	0.00	6.00	26.00	15.00	35.00
陕西（26）	31.00	10.00	2.00	3.00	0.00	4.00	28.00	19.00	23.00
四川（27）	53.00	18.00	4.00	5.00	2.00	11.00	40.00	28.00	44.00
新疆（27）	44.00	6.00	0.00	0.00	0.00	0.00	4.00	40.00	49.00
云南（29）	21.00	6.00	4.00	11.00	12.00	15.00	23.00	9.00	20.00
西藏（27）	56.00	35.00	4.00	3.00	2.00	7.00	45.00	41.00	54.00

表格中省区后括号内的数据代表抽样的乡镇卫生院数量，此处数据均为各省区样本村卫生室加总数据

第三节　中国西部样本农村地区卫生人力资源效率分析

一、县级医疗机构人力资源效率分析

如表 4-8 示，从医生人均日均诊疗人次分析发现，11 省区县级医疗机构的人均日均诊疗人次除四川、西藏和云南外，均低于全国平均水平，说明其卫生人力资源的效率较低，存在人力资源利用不足的现象。

从医生人均日均住院床日分析发现，除青海和西藏仅为 1.40～1.50 外，其他 9 省区接近全国平均，其中最高的云南为 2.84。说明医生的利用效率不高，这与西部地区医疗资源相对不足、技术相对落后有一定关系。

医生年人均业务收入除青海外均在 20.00 万元以上，最高的为 48.42 万元，但相比全国而言差距较大。结合出院人次分析发现，业务收入与出院人次呈正比，平均而言，一年一名医生创造的业务收入在 34.93 万元左右，远低于全国平均的 77.70 万元。

从病床使用率分析发现，甘肃、贵州、陕西、四川和新疆 5 省区的病床使用率均超过了 100.00%，利用率较高，最低的为西藏，也达到了 78.12%。整体而言病床使用率较高，11 省区平均水平也超过了全国的平均水平。

平均住院日最低的约为 6 天，最高的约为 10 天，这与国家规定的县级公立医院综合改革试点县中出院患者平均住院日应不高于 8 天这一规定还有一定差距，但相较全国平均水平而言，除甘肃、陕西、西藏外，其他 8 省区均低于全国平均水平。

表 4-8　县级医疗机构人力资源效率

省区	医生人均				病床使用率	出院者平均住院
	日均诊疗人次	日均住院床日	年均出院人次	年业务收入（万元）	（%）	日（天）
甘肃	3.92	2.45	94.48	22.78	123.95	9.47
广西	6.23	2.08	126.94	48.42	79.34	5.97
贵州	4.51	2.63	119.69	32.69	100.69	8.02
内蒙古	5.20	2.35	110.18	26.38	81.91	7.80
宁夏	6.06	2.62	108.10	24.62	99.89	8.84
青海	5.08	1.48	75.39	14.09	84.39	7.16
陕西	4.86	2.40	88.54	26.16	104.44	9.89
四川	9.73	2.67	111.06	42.84	104.98	8.79
西藏	7.65	1.41	51.14	41.86	78.12	10.10
新疆	5.17	2.63	114.75	43.37	134.97	6.36
云南	8.29	2.84	129.86	44.52	78.21	7.99
11 省区平均	5.64	2.20	101.21	34.93	97.45	7.92
全国平均	7.50	2.30		77.70	91.70	9.00

全国平均数据来源于《2012 年中国卫生统计年鉴》

二、乡镇卫生院人力资源效率分析

如表 4-9 示，从医生人均日均诊疗人次分析发现，9 省区乡镇卫生院的人均日均诊疗人次差异很大，最高的宁夏约为 23 人次，而最低的四川仅约为 7 人次，9 省区平均医生日均人均诊疗人次约为 14 人次，卫生人力资源的效率较低，人力资源利用不足。

从医生人均日均住院床日分析发现，日均住院床日 9 省区平均约为 2.19 天，相较县级医疗机构日均住院床日差距不大。

医师人均年业务收入 9 省区平均为 38.94 万元，明显高于县级医疗机构，这一差异除了受乡镇卫生院业务收入影响较大外，乡镇卫生院医师数较少起了重要作用。

从病床使用率分析发现，整体而言病床使用率不高，9 省区平均为 63.84%，最低的新疆仅为 34.91%，最高的贵州也未达到 90.00%。乡镇卫生院病床使用率较低，床位利用率不高。

出院者平均住院日 9 省区乡镇卫生院差距较大，最高的陕西为 10.24 天，而最低的贵州仅为 2.42 天，9 省区平均为 5.44 天。除陕西与云南外，其他省区基本达到了国家对县级公立医院改革试点提到的平均住院日不超过 8 天的规定。

表 4-9　乡镇卫生院人力资源效率

省区	医生人均			病床使用率（%）	出院者平均住院日（天）
	日均诊疗人次	日均住院床日	年业务收入（万元）		
甘肃	7.53	1.73	31.48	75.34	7.17
广西	17.88	3.01	37.13	63.66	4.75
贵州	19.19	3.13	56.99	87.65	2.42
内蒙古	8.31	1.49	29.89	61.15	5.18
宁夏	23.15	1.39	31.24	68.69	3.55
陕西	13.65	3.23	51.69	73.43	10.24
四川	6.88	1.49	28.42	68.50	3.37
新疆	8.68	0.88	25.03	34.91	3.92
云南	16.33	3.40	58.56	41.24	8.39
9 省区平均	13.51	2.19	38.94	63.84	5.44

青海和西藏人力资源效率数据缺失

第四节　中国西部农村地区医疗服务质量分析

一、县级医疗机构医疗服务质量分析

1. 诊断质量分析

对医疗机构诊断质量的分析主要从 3 日确诊率、入院与出院诊断符合率、院感染率和不良反应例数等指标方面进行分析。

如图 4-2 示，从 3 日确诊率分析，西部 11 省区 3 年的 3 日确诊率呈下降趋势，2009 年最好，2011 年波动较大，整体而言，3 年贵州的 3 日确诊率均低于 95%，而宁夏、青海和云南 2011 年 3 日确诊率均出现了大幅下滑，尤以云南下降最多，接近 10%。

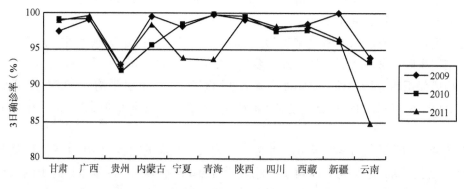

图 4-2　西部 11 省区县级医疗机构 2009～2011 年 3 日确诊率折线图

从图 4-3 可以看出，入院与出院诊断符合率除 2010 年和 2011 年的新疆及 2011 年的云南外，都在 90% 以上，2010 年比 2009 和 2011 年波动大，其中新疆 2010 和 2011 两年入院与出院诊断符合率出现了大幅下滑，下降了约 30 个百分点，严重影响了该省区的医疗质量。同时，从入院与出院诊断符合率分析发现，除 2010 年和 2011 年的新疆外，其他省区和年份的入院与出院诊断符合率均接近 100%，总体而言，西部 10 省区县级医疗机构诊断质量较高。

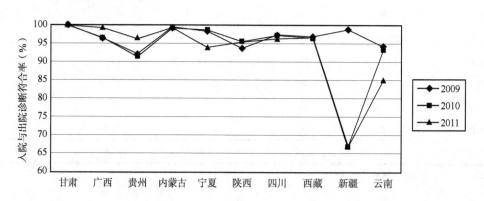

图 4-3　西部 10 省区县级医疗机构 2009～2011 年入院与出院诊断符合率折线图
青海数据缺失

如图 4-4 示，从医院感染率分析，各省区县级医疗机构的感染率均低于 1.4%，其中感染率最高的广西也仅约为 1.2%，但 10 省区县级医疗机构的感染率呈波动趋势，甘肃、四川、陕西和云南以 2010 年院感染率最高，其他各省区没有时间序列趋势。从不良反应情况分析，因缺乏相关药品数据，无法计算不良反应发生率，此处仅从不良反应例数分析其药品不良反应情况。相较而言，不良反应发生例数较多的是广西和宁夏，10 省区不良反应例数呈逐年上升的趋势，这也提示相关医疗机构，在保证医疗质量的前提下要多关注药品不良反应，以便更好地改善居民的生命质量。

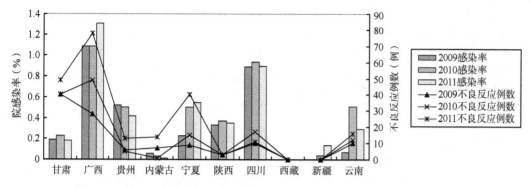

图 4-4　西部 10 省区县级医疗机构 2009～2011 年院感染率、不良反应例数

青海数据缺失

2. 治疗质量分析

医疗机构治疗质量的分析主要从治愈率和危急病人抢救成功率 2 项指标方面进行分析。

由图 4-5 可知，各省区各县级医疗机构 2009～2011 年 3 年的治愈率均在 80% 以上，其中青海和西藏 3 年的治愈率均接近 100%，医疗质量较高。从危急病人抢救成功率上看，除青海数据缺失外，其他各省区均超过了 80%，且各省区差异不大。

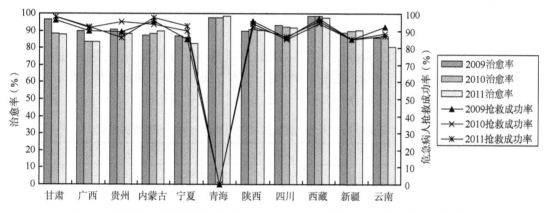

图 4-5　西部 11 省区县级医疗机构 2009～2011 年治愈率、危急病人抢救成功率

青海危重病人抢救成功率数据缺失，故图中显示为 0

二、乡镇卫生院医疗服务质量分析

如图 4-6 示，从各省区样本乡镇卫生院治愈率分析发现，除西藏、青海数据缺失外，其他各省区样本乡镇卫生院治愈率差异较大，其中甘肃、广西和宁夏 3 省区 2009～2011 年 3 年的治愈率变动不大，而贵州、四川和新疆治愈率 2011 年有略微下降趋势，其中贵州下降幅度最大，超过了 25%，而内蒙古、陕西和云南 3 省区的治愈率 2011 年略有提高，涨幅在 10% 左右。

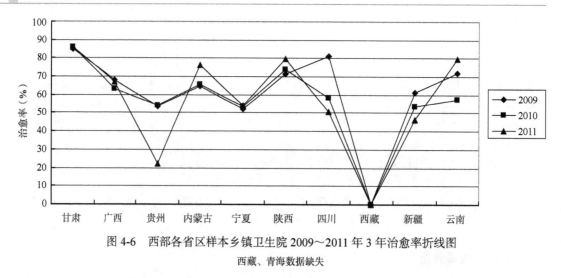

图 4-6　西部各省区样本乡镇卫生院 2009～2011 年 3 年治愈率折线图

西藏、青海数据缺失

第五节　中国西部样本农村地区卫生人力资源投入与产出相关性分析

一、变 量 选 择

为系统全面地分析人力资源投入的各类数量和质量与人力资源产出之间的关系，本部分以县级医疗机构为分析对象，在选择指标时，投入方面主要从人员的结构、性别、年龄、学历、职称等角度选择指标，而产出指标主要选择了医疗质量指标。具体指标见表 4-10。

表 4-10　县级医疗机构人力资源投入与产出典型相关性分析相关指标

序号	投入指标			产出指标		
	指标名称	符号	单位	指标名称	符号	单位
1	编制人员数	x_1	人	总收入	y_1	万元
2	实际在岗人数	x_2	人	医疗收入	y_2	万元
3	医师数	x_3	人	门诊收入	y_3	万元
4	护士数	x_4	人	住院收入	y_4	万元
5	药师数	x_5	人	总支出	y_5	万元
6	检验和影像师数	x_6	人	医疗支出	y_6	万元
7	男性数	x_7	人	药品支出	y_7	万元
8	女性数	x_8	人	总诊疗人次数	y_8	人次
9	<25 岁人数	x_9	人	出院人数	y_9	人次
10	25～34 岁人数	x_{10}	人	治愈率	y_{10}	%
11	35～44 岁人数	x_{11}	人	3 日确诊率	y_{11}	%
12	45～54 岁人数	x_{12}	人	急诊抢救成功率	y_{12}	%
13	55 岁及以上人数	x_{13}	人	危重病人抢救成功率	y_{13}	%

续表

序号	投入指标			产出指标		
	指标名称	符号	单位	指标名称	符号	单位
14	本科学历数	x_{14}	人	入院与出院诊断符合率	y_{14}	%
15	大专学历数	x_{15}	人	手术前后诊断符合率	y_{15}	%
16	副高及以上职称数	x_{16}	人	医院感染率	y_{16}	%
17				病床使用率	y_{17}	%
18				平均住院日	y_{18}	日

二、投入与产出指标相关性分析

从表 4-11 可以看出，卫生人力资源投入与产出组间指标相关系数较为显著。

表 4-11　县级医疗机构卫生人力资源投入与产出组间指标相关系数矩阵

	y_1	y_2	y_3	y_4	y_5	y_6	y_7	y_8	y_9	y_{10}	y_{11}	y_{12}	y_{13}	y_{14}	y_{15}	y_{16}	y_{17}	y_{18}
x_1	0.74	0.70	0.72	0.67	0.73	0.73	0.69	0.60	0.71	0.71	0.69	0.32	0.68	0.69	0.69	0.47	0.72	0.70
x_2	0.89	0.85	0.78	0.85	0.86	0.83	0.85	0.75	0.88	0.86	0.87	0.30	0.47	0.86	0.86	0.62	0.87	0.88
x_3	0.85	0.82	0.82	0.80	0.84	0.82	0.76	0.66	0.88	0.86	0.87	0.20	0.39	0.86	0.81	0.64	0.87	0.83
x_4	0.91	0.86	0.82	0.85	0.90	0.88	0.89	0.75	0.86	0.86	0.85	0.23	0.51	0.84	0.88	0.56	0.87	0.88
x_5	0.62	0.56	0.69	0.54	0.61	0.58	0.62	0.62	0.63	0.60	0.65	0.34	0.35	0.64	0.60	0.461	0.61	0.55
x_6	0.44	0.37	0.43	0.34	0.45	0.45	0.41	0.31	0.50	0.45	0.49	0.46	0.18	0.47	0.49	0.38	0.55	0.55
x_7	0.75	0.70	0.73	0.67	0.74	0.68	0.74	0.57	0.67	0.68	0.68	0.20	0.30	0.66	0.73	0.60	0.72	0.71
x_8	0.90	0.85	0.80	0.85	0.88	0.84	0.85	0.77	0.85	0.85	0.84	0.20	0.48	0.83	0.86	0.55	0.83	0.84
x_9	0.73	0.69	0.65	0.68	0.70	0.69	0.73	0.78	0.67	0.66	0.66	0.09	0.45	0.64	0.70	0.26	0.66	0.68
x_{10}	0.81	0.80	0.72	0.80	0.82	0.79	0.75	0.62	0.81	0.83	0.80	0.35	0.50	0.78	0.83	0.47	0.79	0.80
x_{11}	0.72	0.63	0.68	0.59	0.70	0.62	0.73	0.59	0.65	0.64	0.65	0.16	0.27	0.63	0.68	0.58	0.71	0.68
x_{12}	0.80	0.73	0.72	0.71	0.79	0.70	0.84	0.69	0.69	0.68	0.71	0.10	0.34	0.69	0.73	0.65	0.70	0.72
x_{13}	0.66	0.64	0.66	0.62	0.68	0.63	0.65	0.38	0.58	0.61	0.59	0.18	0.22	0.58	0.65	0.71	0.57	0.57
x_{14}	0.83	0.78	0.81	0.76	0.83	0.77	0.84	0.69	0.78	0.79	0.72	0.26	0.46	0.76	0.78	0.66	0.81	0.83
x_{15}	0.84	0.76	0.72	0.75	0.82	0.77	0.80	0.69	0.81	0.80	0.80	0.28	0.42	0.78	0.82	0.52	0.82	0.82
x_{16}	0.78	0.73	0.67	0.73	0.76	0.71	0.79	0.63	0.72	0.71	0.70	0.22	0.47	0.70	0.76	0.57	0.67	0.66

三、分　析　结　果

典型相关系数及其显著性检验与典型相关模型分析见表 4-12 和表 4-13。

表 4-12　典型相关系数及其显著性检验

序号	相关系数	Wilk's Lambda	Chi-SQ	v	P
1	0.999	0.000	514.502	288.00	0.000
2	0.995	0.000	405.569	255.00	0.000
3	0.991	0.000	321.461	224.00	0.000

序号	相关系数	Wilk's Lambda	Chi-SQ	v	P
4	0.972	0.000	246.729	195.00	0.007
5	0.963	0.000	193.287	168.00	0.088
6	0.906	0.000	144.972	143.00	0.438
7	0.875	0.002	113.150	120.00	0.658
8	0.854	0.009	86.284	99.00	0.815
9	0.786	0.035	62.121	80.00	0.931
10	0.755	0.091	44.333	63.00	0.964
11	0.679	0.212	28.716	48.00	0.988
12	0.586	0.393	17.265	35.00	0.995
13	0.482	0.599	9.482	24.00	0.996
14	0.370	0.780	4.592	15.00	0.995
15	0.282	0.904	1.871	8.00	0.985
16	0.134	0.982	0.337	3.00	0.953

表 4-13　典型相关模型

序号	典型相关模型
Model 1	$U_1 = 0.047x_1 + 0.936x_2 - 0.451x_3 + 1.615x_4 + 0.274x_5 + 0.223x_6 + 0.133x_7 - 1.174x_8 + 0.110x_9 + 0.277x_{10} + 0.024x_{11} - 0.169x_{12} + 0.229x_{13} - 0.133x_{14} - 0.051x_{15} + 0.204x_{16}$ $V_1 = -0.976y_1 + 11.788y_2 + 2.964y_3 + 8.611y_4 - 1.831y_5 - 0.360y_6 + 0.215y_7 - 0.264y_8 - 0.746y_9 + 1.042y_{10} - 0.515y_{11} + 0.010y_{12} - 0.100y_{13} + 0.693y_{14} - 0.063y_{15} - 0.229y_{16} + 0.212y_{17} - 1.429y_{18}$
Model 2	$U_2 = 0.981x_1 + 0.017x_2 + 0.907x_3 + 1.257x_4 + 0.829x_5 - 0.629x_6 - 0.377x_7 - 1.488x_8 - 0.146x_9 - 0.581x_{10} + 1.005x_{11} - 0.695x_{12} - 0.877x_{13} + 0.735x_{14} + 0.793x_{15} + 0.828x_{16}$ $V_2 = 1.152y_1 + 2.575y_2 + 0.031y_3 + 2.350y_4 - 4.621y_5 - 0.544y_6 - 0.444y_7 + 0.587y_8 + 4.967y_9 + 4.699y_{10} + 1.416y_{11} + 0.144y_{12} + 0.352y_{13} + 0.913y_{14} + 1.234y_{15} + 0.114y_{16} + 0.153y_{17} - 1.025y_{18}$
Model 3	$U_3 = 0.431x_1 + 1.027x_2 - 0.497x_3 + 0.270x_4 - 0.007x_5 - 0.217x_6 + 0.268x_7 - 1.702x_8 - 0.398x_9 + 1.546x_{10} + 1.695x_{11} - 0.484x_{12} - 0.672x_{13} + 0.056x_{14} + 0.738x_{15} + 0.489x_{16}$ $V_3 = -1.455y_1 + 3.247y_2 + 1.811y_3 - 1.682y_4 - 1.794y_5 - 1.739y_6 - 0.573y_7 + 1.366y_8 + 2.805y_9 + 2.547y_{10} + 1.328y_{11} - 0.070y_{12} + 0.454y_{13} - 1.091y_{14} + 0.237y_{15} - 0.001y_{16} + 2.193y_{17} - 2.170y_{18}$
Model 4	$U_4 = 0.956x_1 + 1.411x_2 - 0.032x_3 + 2.454x_4 - 0.083x_5 + 0.744x_6 - 0.215x_7 + 1.795x_8 - 0.791x_9 - 0.204x_{10} - 0.651x_{11} - 1.010x_{12} + 0.804x_{13} - 0.654x_{14} + 0.211x_{15} + 0.566x_{16}$ $V_4 = 1.571y_1 + 7.193y_2 + 1.330y_3 + 4.823y_4 - 1.425y_5 + 1.237y_6 - 1.292y_7 - 0.118y_8 + 3.577y_9 - 0.667y_{10} - 2.595y_{11} + 0.524y_{12} - 0.134y_{13} + 0.949y_{14} + 0.114y_{15} + 0.606y_{16} - 0.657y_{17} - 0.073y_{18}$

根据典型变量所表达的信息随典型方程的次序依次递减，且考虑到每个典型方程中典型系数的大小，可以初步估计出卫生人力资源投入组和产出组各自重要的影响因素。总体上，影响卫生人力资源投入的指标主要有编制人员数（x_1）、实际在岗人数（x_2）、医师数（x_3）、护士数（x_4）、女性数（x_8）、35～44 岁人数（x_{11}）、大专学历数（x_{15}）和副高及以上职称数（x_{16}）；影响卫生人力资源产出的指标主要有总收入（y_1）、医疗收入（y_2）、总支出（y_5）、出院人数（y_9）、治愈率（y_{10}）、3 日确诊率（y_{11}）、手术前后诊断符合率（y_{15}）、病床使用率（y_{17}）和平均住院日（y_{18}）。

1. 第一对典型相关模型分析

在第一对典型相关模型中，影响卫生人力资源投入的指标主要是护士数（x_4）、女性数（x_8）和实际在岗人数（x_2），其典型相关系数依次为 1.615、-1.174 和 0.936，而影响卫生人力资源产出的指标主要有医疗收入（y_2）、住院收入（y_4）、门诊收入（y_3）、总支出（y_5）和平均住院日（y_{18}），其典型相关系数分别为 11.788、8.611、2.964、-1.831 和-1.429。可以看出第一对典型相关模型主要是反映了卫生人力投入与总收支之间的关系，表现为护士数和实际在岗人员数越多，医疗收入越高、医疗质量越好的趋势，而女性数的典型相关系数为负值，说明女性数越少、男性数越多，其医疗收入越多，医疗质量越高。同时根据平均住院日的正负号发现，平均住院日与医疗质量呈反相关关系，即平均住院日越低，医疗质量越高。

2. 第二对典型相关模型分析

在第二对典型相关模型中，影响卫生人力资源投入的指标依次为女性数（x_8）、护士数（x_4）、35～44 岁人数（x_{11}）、编制人员数（x_1）、医师数（x_3）、副高及以上职称数（x_{16}）和 55 岁及以上人数（x_{13}），其典型相关系数分别为-1.488、1.257、1.005、0.981、0.907、0.828 和-0.877，影响卫生人力资源产出的指标主要有出院人数（y_9）、治愈率（y_{10}）、总支出（y_5）、医疗收入（y_2）、3 日确诊率（y_{11}）、手术前后诊断符合率（y_{15}）和总收入（y_1），其典型相关系数依次为 4.967、4.699、-4.621、2.575、1.416、1.234 和 1.152。可以发现第二对典型相关模型主要反映的是卫生人力资源投入与医疗质量之间的关系。从 U_2 模型分析发现，护士数、医师数、编制人员数、35～44 岁人员数、副高及以上职称数越多，其卫生人力资源投入的效率越高，而女性数和 55 岁及以上人员数越少，卫生人力资源投入的效率越高；同时对 V_2 模型分析发现，出院人数越多、治愈率越高、3 日确诊率和手术前后诊断符合率越高、总收入越多、总支出越少，其卫生人力产出越好，医疗质量越高；U_2 和 V_2 结合分析发现，护士数、医师数、编制人员数、35～44 岁人员数、副高及以上职称数越多，女性数和 55 岁及以上人员数越少，其医疗质量越高，县级医疗机构的投入产出效率越高。

3. 第三对典型相关模型分析

在第三对典型相关模型中，影响卫生人力资源投入的指标主要有女性数（x_8）、35～44 岁人数（x_{11}）、25～34 岁人数（x_{10}）、实际在岗人数（x_2）、大专学历数（x_{15}）和副高及以上职称数（x_{16}），其典型相关系数依次为-1.702、1.695、1.546、1.027、0.738 和 0.489，这说明实际在岗人数、25～44 岁人数、大专学历数、副高及以上职称数是影响卫生人力资源投入的关键正向因素，而女性数越少、男性数越高，其卫生人力资源投入效率越高。影响卫生人力资源产出的指标主要有医疗收入（y_2）、出院人数（y_9）、治愈率（y_{10}）、病床使用率（y_{17}）、平均住院日（y_{18}）和门诊收入（y_3），典型相关系数依次为 3.247、2.805、2.547、2.193、−2.170 和 1.811，表明医疗收入和门诊收入越高、出院人数越多、治愈率和病床使用率越高，医疗质量越好，卫生人力资源产出效率越高，而平均住院日越短，医疗质量越好。将投入与产出指标结合分析发现，实际在岗人数、25～44 岁人数、大专学历数越多、女性数越少，则医疗质量越高，卫生人力资源产出效率越高。

4. 第四对典型相关模型分析

在第四对典型相关模型中，影响卫生人力资源投入的指标主要有护士数（x_4）、女性数（x_8）、实际在岗人数（x_2）、45～54 岁人数（x_{12}）、编制人员数（x_1）和副高及以上职称数（x_{16}），其典型相关系数分别为 2.454、1.795、1.411、−1.010、0.956 和 0.566，说明护士数、女性数、实际在岗人数和编制人员数、副高及以上职称数与卫生人力资源投入呈正相关，而 45～54 岁人数与卫生人力资源投入呈反向关系。影响卫生人力资源产出的指标主要有医疗收入（y_2）、住院收入（y_4）、出院人数（y_9）、总收入（y_1）、总支出（y_5）、门诊收入（y_3）、医疗支出（y_6）和药品支出（y_7），各典型相关系数分别为 7.193、4.823、3.577、1.571、−1.425、1.330、−1.237 和−1.292，说明各类收入及出院人数与卫生人力资源产出呈正相关，而各类支出与卫生人力资源产出呈负相关，越少越好。第四对典型相关分析也可看成是卫生人力资源投入与医院收支之间的相关性反映，即护士数、女性数、实际在岗人数和编制人员数越多，45～54 岁人数越少，其医院收入越高，支出越少，卫生人力资源产出越多。

需要注意的是，四对典型相关分析除了第三对反映了大专学历与卫生人力资源产出有关外，本科学历数等指标均未显示与卫生人力资源产出有相关关系。

四、典型冗余分析与解释能力

从表 4-14 可以看出，两组变量的第一典型冗余分别达到 70.60%和 81.30%，均高于 70.00%；第二典型冗余分别达到 70.20%和 80.70%。说明四对典型变量均较好地预测了对应的那组变量，同时，也较好地预测了对方组的变量，也说明卫生人力资源投入与卫生人力资源产出不仅能被其自身的典型变量解释，同时也能被其对应的典型变量所解释。尤其是第二对典型变量具有较高的解释百分比，达到了 100.00%，说明卫生人力资源投入与卫生人力资源产出之间具有相关性，且相关性比较显著。

表 4-14 典型变量的解释能力

典型变量	第一典型冗余	典型相关系数的平方	第二典型冗余
U_1	0.546	0.998	0.545
U_2	0.055	1.000	0.055
U_3	0.086	0.977	0.084
U_4	0.019	0.947	0.018
$U_1+U_2+U_3+U_4$	0.706		0.702

续表

典型变量	第一典型冗余	典型相关系数的平方	第二典型冗余
V_1	0.643	0.997	0.641
V_2	0.088	0.989	0.087
V_3	0.038	1.000	0.038
V_4	0.044	0.932	0.041
$V_1+V_2+V_3+V_4$	0.813		0.807

第六节　中国西部农村地区卫生人力资源投入与产出分析

一、县级医疗机构投入与产出分析

1. 卫生人力资源投入分析

根据第一节构建的投入与产出指标框架体系，结合课题实际，除前文选择的编制人员数、执业医师数、注册护士数、医护比、男女比、24~45 岁卫生技术人员占比、大专及以上学历占比、副高及以上职称占比 8 项卫生人力资源投入指标外，增加总收入、总支出、医疗机构业务面积与建筑面积比、床位数 4 项指标构建投入指标，利用秩和比法进行分析。

（1）编秩次：选取的 12 项指标只有医护比为低优指标，其他 11 项指标均为高优指标，根据低优指标从大到小、高优指标从小到大的原则对数据进行编秩次，结果见表 4-15，计算出 RSR。

表 4-15　西部 11 省区县级医疗机构卫生人力资源投入 RSR 分析

省区	编制人员数（人）	总收入（万元）	总支出（万元）	医护比	男女比	24~45 岁卫生技术人员占比（%）	大专及以上学历占比（%）	副高及以上职称占比（%）	RSR
甘肃	204（5）	4387.67（4）	4360.00（4）	1.56（2）	0.55（6.5）	67.20（6）	74.79（8）	26.89（11）	0.556 8
广西	433（9）	14 610.67（10）	12 956.33（10）	0.69（9.5）	0.49（4.5）	67.33（7）	65.63（3）	13.89（6）	0.719 7
贵州	442（11）	5262.00（5）	4792.33（5）	0.67（11）	0.78（11）	62.76（3）	68.67（4）	16.77（7）	0.651 5
内蒙古	210（6）	5476.67（7）	5910.67（8）	0.82（7）	0.37（1.5）	64.10（4）	70.54（5）	13.88（5）	0.473 5
宁夏	202（3）	2645.36（2）	2443.35（2）	1.03（4）	0.46（3）	57.01（2）	70.77（6）	13.54（4）	0.409 1
青海	192（2）	3882.33（3）	3856（3）	1（5）	0.37（1.5）	48.00（1）	60.95（2）	7.62（2）	0.253 8
陕西	416（8）	5876.00（8）	5574.33（7）	0.7（8）	0.62（8）	65.50（5）	79.40（9）	20.49（8）	0.712 1
四川	436（10）	14 812.00（11）	13 537.00（11）	0.69（9.5）	0.58（8）	67.97（8）	72.63（7）	11.62（3）	0.814 4
西藏	47（1）	1223.00（1）	1110（1）	2.85（1）	0.55（6.5）	78.00（11）	36.00（1）	0.00（1）	0.238 6
新疆	203（4）	5470.00（6）	5111.00（6）	1.17（3）	0.49（4.5）	69.86（9）	81.36（10）	21.22（9）	0.465 9
云南	217（7）	6766.00（9）	6377.00（9）	0.89（6）	0.74（10）	74.42（10）	90.47（11）	22.58（10）	0.704 5

表中括号内数字为各省区该项指标数值排序

（2）RSR 投入分布：对 RSR 投入值进行排序，算出每个 RSR 值对应的 Probit（表 4-16）。

表 4-16　卫生人力资源投入 RSR 值的分布

$R\hat{S}R$	f	$\sum f$	R	$\bar{R}$	$(R/n) \times 100\%$	Probit
0.238 6	1	1	1	1	9.09	3.36
0.253 8	2	2	2	2	18.18	4.09
0.409 1	3	3	3	3	27.27	4.40
0.465 9	4	4	4	4	36.36	4.65
0.473 5	5	5	5	5	45.45	4.89
0.556 8	6	6	6	6	54.55	5.11
0.651 5	7	7	7	7	63.64	5.35
0.704 5	8	8	8	8	72.73	5.60
0.712 1	9	9	9	9	81.82	5.91
0.719 7	10	10	10	10	90.91	6.34
0.814 4	11	11	11	11	97.73	7.00

以概率单位 Probit 为自变量 X，秩和比 RSR 为因变量进行线性回归分析，方差分析结果见表 4-17，$F = 107.954$，$P = 0.00 < 0.05$，说明线性方程拟合度好。根据表 4-18 中得出的线性方程模型系数，可构建相应的线性方程：

$$R\hat{S}R_{投入} = -0.376 + 0.179 \times Probit$$

表 4-17　县级医疗机构卫生人力资源投入方差分析

指标	方差	v	均方差	F	P
回归	0.347	1	0.347	107.594	0.000
残差	0.029	9	0.003		

表 4-18　县级医疗机构卫生人力资源投入线性方程模型系数

指标	b	标准误	Beta	t	P
常量	−0.376	0.090		−4.157	0.002
Probit	0.179	0.017	0.961	10.373	0.000

（3）分类：根据概率单位对卫生人力资源投入进行分档，分为三档，结果见表 4-19。县级医疗机构卫生人力资源投入高的省区有广西和四川；投入位于低档的有西藏，其他 8 个省区投入位于中档。说明在 11 个省区中，西藏县级医疗机构卫生人力资源投入最低。

表 4-19　11 省区县级医疗机构卫生人力资源投入分类

分类	P	Probit	$R\hat{S}R$	分类排序结果
低	$< P_{15.866}$	< 4	< 0.34	西藏
中	$P_{15.866} \sim P_{84.134}$	4~6	0.34~0.698	甘肃、新疆、宁夏、青海、内蒙古、贵州、陕西、云南
高	$\geq P_{84.134}$	≥ 6	≥ 0.698	广西、四川

2. 卫生人力效率分析

利用 RSR 分析西部 11 省区县级医疗机构的卫生人力效率，选取医生人均日均诊疗人次、医生人均日均住院床日、医生人均年均出院人次、医生人均年均业务收入、病床使用率、出院者平均住院日 6 项指标作为卫生人力效率的计量指标。

（1）编秩次：对上述 6 项指标分别编秩次，计算出各省区的 RSR（表 4-20）。

表 4-20　西部 11 省区县级医疗机构卫生效率 RSR 分析

省区	医生人均日均诊疗人次（人）	医生人均日均住院床日（日）	医生人均年均出院人次（人）	医生人均年均业务收入（万元）	病床使用率（%）	出院者平均住院日（日）	$R\hat{S}R$
甘肃	3.92（1）	2.45（6）	94.48（4）	22.78（2）	123.95（10）	9.47（3）	0.393 9
贵州	4.51（2）	2.63（8）	119.69（9）	32.69（6）	100.69（7）	5.97（11）	0.651 5
陕西	4.86（3）	2.4（5）	88.54（3）	26.16（4）	104.44（8）	8.02（6）	0.439 4
青海	5.08（4）	1.48（2）	75.39（2）	14.09（1）	84.39（5）	7.8（8）	0.333 3
新疆	5.17（5）	2.63（9）	114.75（8）	43.37（9）	134.97（11）	8.84（4）	0.697 0
内蒙古	5.2（6）	2.35（4）	110.18（6）	26.38（5）	81.91（4）	7.16（9）	0.515 2
宁夏	6.06（7）	2.62（7）	108.1（5）	24.62（3）	99.89（6）	9.89（2）	0.454 5
广西	6.23（8）	2.08（3）	126.94（10）	48.42（11）	79.34（3）	8.79（5）	0.606 1
西藏	7.65（9）	1.41（1）	51.14（1）	41.86（7）	78.12（1）	10.1（1）	0.303 0
云南	8.29（10）	2.84（11）	129.86（11）	44.52（10）	78.21（2）	6.36（10）	0.818 2
四川	9.73（11）	2.67（10）	111.06（7）	42.84（8）	104.98（9）	7.99（7）	0.787 9

表中括号内数字为各省区该项指标数值排序

通过对 RSR 值进行排序，可计算出相应的 Probit 值，见表 4-21。

表 4-21　卫生人力效率 RSR 值的分布

$R\hat{S}R$	f	$\sum f$	R	$\bar{R}$	$(R/n)\times 100\%$	Probit
0.303 0	1	1	1	1	9.09	3.36
0.333 3	1	2	2	2	18.18	4.09
0.393 9	1	3	3	3	27.27	4.40
0.439 4	1	4	4	4	36.36	4.65
0.454 5	1	5	5	5	45.45	4.89
0.515 2	1	6	6	6	54.55	5.11
0.606 1	1	7	7	7	63.64	5.35
0.651 5	1	8	8	8	72.73	5.60
0.697 0	1	9	9	9	81.82	5.91
0.787 9	1	10	10	10	90.91	6.34
0.818 2	1	11	11	11	97.73	7.00

以概率单位 Probit 为自变量 X，秩和比 RSR 为因变量进行线性回归分析，方差分析结果见表 4-22，$F=196.219$，$P=0.000<0.05$，说明线性方程拟合度好。根据表 4-23 中得出的线性方程模型系数值，可构建相应的线性方程：

$$R\hat{S}R_{效率} = -0.317 + 0.167 \times Probit$$

表 4-22　县级医疗机构卫生人力效率方差分析

指标	方差	v	均方差	F	P
回归	0.304	1	0.304	196.219	0.000
残差	0.014	9	0.002		

表 4-23　县级医疗机构卫生人力效率线性方程模型系数

指标	b	标准误	Beta	t	P
常量	−0.317	0.063		−5.056	0.001
Probit	0.167	0.012	0.978	14.008	0.000

（2）卫生人力效率分类：根据概率单位对卫生人力效率进行分档，分为三档，结果见表 4-24。卫生人力效率高的省份有云南和四川，效率位于低档的有西藏，其他 8 个省区投入位于中档。说明在西部 11 省区中，西藏的卫生人力效率最低。

表 4-24　西部 11 省区县级医疗机构卫生人力效率分类

分类	P	Probit	$R\hat{S}R$	分类排序结果
低	$<P_{15.866}$	<4	<0.351	西藏
中	$P_{15.866} \sim P_{84.134}$	$4 \sim 6$	$0.351 \sim 0.685$	甘肃、贵州、广西、陕西、宁夏、内蒙古、青海、新疆
高	$\geqslant P_{84.134}$	$\geqslant 6$	$\geqslant 0.685$	四川、云南

3. 医疗质量分析

结合前面的投入与产出指标体系框架，本部分所选择的医疗质量指标主要包括治愈率、3 日确诊率、急救抢救成功率、入院与出院诊断符合率、院感染率 5 项指标。

（1）编秩次：对 5 项指标分别编秩次，按照高优指标从小到大、低优指标从大到小的原则编秩次，选择的 5 项指标中只有院感染率为低优指标，其他指标均为高优指标。计算出各省的 RSR（表 4-25）。

表 4-25　西部 11 省区县级医疗机构医疗质量 RSR 分析

省区	治愈率（%）	3 日确诊率（%）	急诊抢救成功率（%）	入院与出院诊断符合率（%）	院感染率（%）	$R\hat{S}R$
甘肃	87.86（5）	98.92（9）	98.64（10）	99.91（11）	0.18（8）	0.781 8
广西	83.68（4）	99.63（11）	94.93（7）	99.55（10）	1.31（1）	0.600 0
贵州	88.12（6）	92.87（3）	93.99（5）	96.2（6）	0.42（5）	0.454 5
内蒙古	89.64（7）	98.52（8）	95.16（8）	99.28（9）	0.01（10）	0.763 6
宁夏	82.34（3）	93.75（4）	97.69（9）	93.92（4）	0.55（3）	0.418 2
青海	75.68（1）	51.68（1）	93.83（4）	55.44（1）	0.54（4）	0.200 0
陕西	90.53（9）	99.51（10）	94.54（6）	95.4（5）	0.35（6）	0.654 5
四川	91.83（10）	98.14（6）	85.36（2）	96.3（7）	0.90（2）	0.490 9
西藏	97.81（11）	98.27（7）	99.21（11）	96.6（8）	0（11）	0.872 7
新疆	90.46（8）	96.44（5）	86.94（3）	66.6（2）	0.14（9）	0.490 9
云南	80.73（2）	84.92（2）	71.76（1）	84.81（3）	0.29（7）	0.272 7

表中括号内数字为各省区该项指标数值排序

（2）确定 RSR 值分布：对 RSR 投入值进行排序，算出每个 RSR 值对应的 Probit（表 4-26）。

表 4-26　医疗质量 RSR 值的分布

$R\hat{S}R$	f	$\sum f$	R	$\overline{R}$	（R/n）$\times 100\%$	Probit
0.200 0	1	1	1	1	9.09	3.36
0.272 7	1	2	2	2	18.18	4.09
0.418 2	1	3	3	3	27.27	4.40
0.454 5	1	4	4	4	36.36	4.65
0.490 9	2	6	5.6	5.5	50.00	5.00
0.600 0	1	7	7	7	63.64	5.35
0.654 5	1	8	8	8	72.73	5.60
0.763 6	1	9	9	9	81.82	5.91
0.781 8	1	10	10	10	90.91	6.34
0.872 7	1	11	11	11	97.73	7.00

以概率单位 Probit 为自变量 X，秩和比 RSR 为因变量进行线性回归分析，方差分析结果见表 4-27，$F=294.350$，$P=0.000<0.05$，说明线性方程拟合度好。根据表 4-28 中得出的线性方程模型，可构建相应的线性方程：

$$R\hat{S}R_{质量} = -0.485 + 0.200 \times Probit$$

表 4-27　医疗质量线性方程方差分析

指标	均差	v	均方差	F	P
回归	0.434	1	0.434	294.350	0.000
残差	0.012	8	0.001		

表 4-28　医疗质量模型系数表

指标	b	标准误	Beta	t	P
常量	−0.485	0.062		−7.877	0.000
Probit	0.200	0.012	0.987	17.157	0.000

（3）医疗质量分类：根据概率单位对医疗质量进行分档，分为三档，结果见表 4-29。医疗质量高的省区有西藏和甘肃；医疗质量位于低档的有青海，其他 8 省区的医疗质量位于中档。说明在西部 11 省区中，青海的医疗质量最低。

表 4-29　西部 11 省区医疗质量分类

项目	P	Probit	$R\hat{S}R$	分类
低	$<P_{15.866}$	<4	<0.315	青海
中	$P_{15.866} \sim P_{84.134}$	$4\sim 6$	$0.315\sim 0.715$	贵州、广西、陕西、宁夏、四川、云南、新疆、内蒙古
高	$\geqslant P_{84.134}$	$\geqslant 6$	$\geqslant 0.715$	甘肃、西藏

4. 投入与产出综合分析

将卫生人力投入、卫生人力效率和医疗质量 3 个方面结合起来分析县级医疗机构的卫生人力资源投入与产出情况。

$$\hat{RSR}_{总} = \hat{RSR}_{投入} + \hat{RSR}_{效率} + \hat{RSR}_{质量}$$

由表 4-30 可知，在西部 11 省区县级医疗机构卫生人力资源投入产出分类中，四川、广西位于高档，青海处于低档，其他省区位于中档，卫生人力资源投入与产出还有待加强。

表 4-30　西部 11 省区县级医疗机构卫生人力资源投入与产出分类

省区	投入			效率			质量			投入产出	
	$\hat{RSR}$	排序	分类	$\hat{RSR}$	排序	分类	$\hat{RSR}$	排序	分类	排序	分类
甘肃	0.538 7	6	中	0.417 8	3	中	0.783	10	高	7	中
广西	0.758 9	10	高	0.576 5	7	中	0.585	7	中	10	高
贵州	0.581 7	7	中	0.618 2	8	中	0.445	4	中	5	中
内蒙古	0.499 3	5	中	0.536 4	6	中	0.697	9	中	6	中
宁夏	0.411 6	3	中	0.499 6	5	中	0.395	3	中	2	中
青海	0.356 1	2	中	0.366 0	2	中	0.187	1	低	1	低
陕西	0.681 9	9	中	0.459 6	4	中	0.635	8	中	8	中
四川	0.877 0	11	高	0.741 8	10	高	0.515	5	中	11	高
西藏	0.225 4	1	低	0.244 1	1	低	0.915	11	高	3	中
新疆	0.456 4	4	中	0.670 0	9	中	0.515	6	中	4	中
云南	0.626 4	8	中	0.852 0	11	高	0.333	2	中	9	中

二、乡镇卫生院投入与产出分析

通过查阅参考文献，结合研究目标，选定西部 11 省区样本县乡镇卫生院医院编制人员数、总收入、总支出、执业医师数、注册护士数、医护比、男女比、24～45 岁卫生技术人员占比、大专及以上学历占比 9 项指标作为人力资源投入指标，选取医生人均日均诊疗人次、医生人均日均住院床日、医生人均年均出院人次、医生人均年均业务收入和病床使用率 5 项指标作为卫生人力效率指标，选取总诊疗人次数、门诊人次数、门诊处方数、健康检查人次数、治愈率 5 项指标作为医疗质量指标，利用秩和比法进行分析（表 4-31）。

表 4-31　样本县乡镇卫生院各类指标线性拟合方程

指标类型	拟合模型	F	P
投入	$\hat{RSR}_{投入} = -0.115 + 0.128 \times Probit$	343.380	0.000
效率	$\hat{RSR}_{效率} = -0.483 + 0.199 \times Probit$	138.386	0.000
质量	$\hat{RSR}_{质量} = -0.587 + 0.219 \times Probit$	171.694	0.000

将卫生人力投入、卫生人力效率和医疗质量 3 个方面结合起来分析乡镇卫生院的卫生人力资源投入与产出情况（表 4-32）。

$$R\hat{S}R_{总} = R\hat{S}R_{投入} + R\hat{S}R_{效率} + R\hat{S}R_{质量}$$

表 4-32 西部 11 省区乡镇卫生院卫生人力资源投入与产出分类

省区	投入			效率			质量			投入产出	
	$R\hat{S}R$	排序	分类	$R\hat{S}R$	排序	分类	$R\hat{S}R$	排序	分类	排序	分类
甘肃	0.666 7	9	中	0.463 0	4	中	0.520 0	6	中	6	中
广西	0.781 0	11	高	0.752 5	8	高	0.937 2	10	高	11	高
贵州	0.448 2	3	中	0.885 6	9	高	0.788 3	9	高	10	高
内蒙古	0.408 5	2	中	0.370 3	2	中	0.394 1	3	中	3	中
宁夏	0.480 2	4	中	0.600 0	6	中	0.692 0	8	中	8	中
青海	0.510 9	5	中	—	—	—	—	—	—	2	低
陕西	0.696 5	10	高	0.544 0	5	中	0.324 0	2	中	9	中
四川	0.601 8	8	中	0.434 0	3	中	0.621 9	7	中	4	中
西藏	0.315 1	1	低	—	—	—	0.227 7	1	低	1	低
新疆	0.539 1	6	中	0.281 5	1	低	0.453 3	4	中	5	中
云南	0.569 8	7	中	0.663 7	7	中	0.508 0	5	中	7	中

由表 4-32 可知，西部 11 省区乡镇卫生院卫生人力资源投入与产出处于高档的是广西和贵州，处于抵档的是西藏和青海，其他省区位于中档，卫生人力资源投入与产出还有待加强。

第七节 小 结

本章主要对中国西部农村地区卫生人力投入、产出及投入与产出相关性进行了分析与讨论。

第一，通过对西部农村地区样本县、乡、村三级医疗机构的卫生人力资源投入分析发现：①各级各类机构的医护比大多低于卫生部规定的医护比至少为 1 : 2 的要求，护士工作强度和工作压力较大；②男女比例失调，除县妇幼保健院外，其他各类机构均以女性为主；③24～45 岁中青年卫生技术人员占到了各级各类机构的 50% 以上，卫生技术人员以中青年为主；④县、乡两级医疗机构学历构成以大中专以上学历为主，而村卫生室则以中专学历及中专水平为主；⑤西部农村地区各级各类医疗机构的副高及以上职称数占比较低，除部分省区的部分医疗机构外，均低于 10%，卫生技术人员以初、中级职称为主；⑥村卫生室普遍缺乏具有执业资质的乡村医生，不利于医疗质量的提高。

第二，通过对西部农村卫生人力资源产出指标中的人力资源效率指标的分析发现：①医生人均每日担负诊疗人次不高，大部分省区的县级医疗机构均低于全国平均水平，卫生人力资源的效率不高；②医生人均日均住院床日各省区各级医疗机构基本维持在 2 天左右，与全国平均水平差距不大；③医生年人均业务收入较低，均低于全国平均水平（77.70 万元），且差距较大，医生的创收能力不强；④各类县级医疗机构的病床使用率较高，甚至有些省区的部分医疗机构病床使用率超过了 100%，但各省区乡镇卫生院的病床使用率不高，这与乡镇卫生院医技水平低、医疗服务质量不高有一定关系；⑤各省区各级各类机构的平均住院日差距较大，其中县级医疗机构中最低的为 6 天，最高的为 17 天，但整体而言与全国水平比较接近，这也说明各省区医疗机构在缩短住院日、提高资源利用效率方面还有待加强。

第三，从卫生人力资源产出的医疗服务质量方面分析发现：①各省区各类机构的总诊疗人次数和门诊人次数呈逐年上升趋势，但各省区服务人次数差异较大；②诊断质量分析发现除个别省区外，大部分省区的 3 日确诊率和手术诊断符合率均较高，入院与出院诊断符合率各省区变动较大；③各类医疗机构的院感染率较低，均在 1.4% 以内，不良反应例数也较少，但 2009～2011 年呈上升趋势；④西部各省区县级医疗机构和乡镇卫生院的治愈率参差不齐，整体治愈率仅为 60% 左右，医疗质量水平较差。

第四，通过典型相关分析得出以下结论：①卫生人力资源投入与卫生人力资源产出之间具有相关性，且相关关系显著；②实际在岗人员数、编制人员数、护士数对提高医院收入、降低医院总支出具有显著的正向促进作用；③医师数、护士数、25～44 岁人员数量、大专及以上学历数、副高及以上职称数与医疗服务质量提高有显著正相关性；④减少女性人员数量、适当增加男性医护人员数量对提高医院收入水平、改善医疗质量，进而提高卫生人力资源产出效率有重要作用。

第五，利用秩和比法分析发现，西部 11 省区县级医疗机构卫生人力资源投入与产出综合排名中广西与四川处于高档，青海处于低档，其余省区均处于中档；西部 11 省区乡镇卫生院卫生人力资源投入与产出综合排名中广西与贵州处于高档，青海与西藏处于低档，其余省区均处于中档。西部农村地区卫生人力资源投入产出效率与质量均有待进一步提高。

第五章

中国西部样本农村地区医疗机构门诊处方行为分析——以宁夏为样本

第一节　样本农村地区医疗机构总体合理用药情况分析

表 5-1 为宁夏和陕西样本农村地区医疗机构总体用药情况。

表 5-1　宁夏和陕西样本农村地区医疗机构总体用药情况

评价指标	WHO 标准值	宁夏	陕西
平均单张处方用药数量（种）	1.60～2.80	3.10	2.90
含抗菌药处方比例（%）	20.00～26.80	53.60	46.00
含注射药物处方比例（%）	13.40～24.10	21.30	17.80
含激素处方比例（%）	0.00～9.90	2.20	—
处方基本药物比例（%）	86.00～88.00	93.50	96.50
平均处方费用（元）	4.90～11.50	27.60	—

1. 平均单张处方用药数量

平均单张处方用药数量这一指标反映了药物使用基本情况和联用情况，目的是要考察用药的程度。总体来看，宁夏和陕西样本农村地区医疗机构的平均单张处方用药数量均略高于 WHO 标准值，其中宁夏样本农村地区医疗机构的平均单张处方用药数量为 3.10 种，而陕西样本农村地区医疗机构的平均单张处方用药数量为 2.90 种。

2. 含抗菌药处方比例

抗菌药是目前临床上应用最广泛的药物之一，其使用情况在一定程度上可以反映一个医院的合理用药水平。

中国已成为抗菌药应用大国和滥用抗菌药最严重的国家之一。滥用的后果是产生更多的耐药菌，要用更强的抗菌药才能见效，周而复始，恶性循环，形成一种可怕的局面，即这些细菌感染变得所向无敌，人类对它们将束手无策，滥用还可能引起毒性反应、过敏反应等不良反应增多，使二重感染发生的机会增多。

为推进合理使用抗菌药，规范医务人员用药行为，卫生部、国家中医药管理局等部门在 2004 年联合发布了《抗菌药物临床应用指导原则》，这是中国目前抗菌药用药的指南性文件。WHO 将抗菌药的恰当应用定义为"抗菌药的成本-效益应用，以最大限度地发挥临床治疗作用，并将药物不良反应和耐药性的发生降低到最低限度"。2002 年美国卫生保健流行病学会（SHEA）和美国感染病学会（IDSA）联合颁布的预防细菌耐药性指南中对抗菌药的恰当使用进行了定义："抗菌药的恰当使用包括最佳选择、剂量和疗程，而且尚须控制抗菌药的使用，以预防或延缓细菌耐药性的产生。"

合理使用抗菌药在诊疗活动中占有非常重要的地位，不仅有利于控制院内感染，而且能限制细菌耐药性的发展。欧美发达国家门诊抗菌药的使用率占所有药品的 10% 左右，在已有调查的发展中国家抗菌药的使用率达 27.00%～63.00%[①]，而 WHO 制定的标准为抗菌药平均使用率为 20.00%～26.80%，卫生部《医院感染管理规范》中提出，要将中国医院抗感染药应用率力争降低到 50% 以下[②]。

总体来看，宁夏和陕西样本农村地区医疗机构的含抗菌药处方比例均远高于 WHO 规定标准，且宁夏样本农村地区医疗机构的含抗菌药处方比例要高于卫生部规定的标准。

3. 含注射药物处方比例

注射药物使用情况也是评价合理用药指标中的重要指标之一。某些发达国家该比例在 4.00% 以下，瑞士门诊患者几乎从不使用注射剂[③]。总体来看，宁夏和陕西样本农村地区医疗机构含注射药物处方比例约为 21.30% 和 17.80%，均符合 WHO 制定的标准 13.40%～24.10%。

4. 含激素处方比例

WHO 规定门诊处方中含激素处方比例合理范围为 0.00%～9.90%，统计结果显示，宁夏样本农村地区医疗机构含激素处方比例仅为 2.20%，处在一个非常合理的水平。

5. 处方基本药物比例

"基本药物"的概念，由 WHO 于 1977 年提出，指的是能够满足基本医疗卫生需求、剂型适宜、保证供应、基层能够配备、国民能够公平获得的药品，主要特征是安全、必需、有效、价廉。2009 年 8 月 18 日中国正式公布《关于建立国家基本药物制度的实施意见》《国家基本药物目录管理办法（暂行）》和《国家基本药物目录（基层医疗卫生机构配备使用部分）》（2009 版），这标志着中国建立国家基本药物制度工作正式实施。

随着医药卫生体制改革的不断深化，国家基本药物制度的建设也得到推动与不断完善，近几年来陕西也制订完善了省级基本药物目录，基本涵盖了日常居民所需要的所有药物种类。

保证基本药物足量供应和合理使用，有利于保障群众基本用药权益，转变"以药补医"机制，也有利于促进药品生产流通企业资源优化整合，对于实现人人享有基本医疗卫生服务、维护人民健康、体现社会公平、减轻群众用药负担、推动卫生事业发展，具有十分重要的意义。分析门诊处方基本药物比例对于检验国家基本药物制度的实施及评价医疗机构合理用药有着重要的意义。

WHO 规定的门诊处方基本药物比例的合理范围是 86.00%～88.00%。调查结果显示，宁夏和陕西样本农村地区医疗机构处方基本药物比例分别达到了 93.50% 和 96.50%，高于 WHO 制

①林勇，李彬，袁浩宇，2010. 应用合理运用国际指标分析门诊处方合理性. 中国医院药学杂志，30（13）：1154-1155.

②中华人民共和国卫生部，2001. 医院感染管理规范（试行）.

③李洋，颜虹，2005. 处方信息的分析和利用. 中国医院统计，12（1）：79-82.

定的合理范围，处于一个非常好的水平。

6. 平均处方费用

WHO 规定门诊处方单张平均费用在 4.90～11.50 元时比较合理，统计结果显示，宁夏样本农村地区医疗机构门诊处方平均单张费用为 27.60 元，比 WHO 规定的合理范围最大值的两倍还多，这与中国当前医改中的一大难题——药价虚高有很大的关系。

第二节　样本农村地区不同级别医疗机构门诊处方合理用药情况分析

本节使用宁夏同心县、贺兰县和西吉县的样本医疗机构抽取的门诊处方进行不同级别医疗机构门诊处方合理用药情况的分析。

一、县级医疗机构门诊处方分析

为了解县级医疗机构的门诊处方合理用药情况，课题组在宁夏 3 个样本县，随机选择了 7 个医疗机构，包括西吉县妇幼保健院、贺兰县人民医院、贺兰县中医院、贺兰县妇幼保健院、同心县人民医院、同心县中医院和同心县妇幼保健院 7 家县级医院。以 2011 年为测量年，每月分别抽取 15 张门诊处方进行分析。抽查的有效总处方数为 1235 张。统计发现，单张处方平均中成药品种数为 0.54 种，西药品种数为 1.74 种；抗菌药使用率为 38.70%，注射药物使用率为 31.09%，输液率为 26.07%，激素使用率为 1.86%，省级基本药物使用率为 74.13%；新型农村合作医疗（新农合）目录药品使用率为 88.58%；每张处方的药费平均金额为 2.24 元（仅有 168 张处方列出了药费），平均每张处方金额为 62.22 元。

1. 门诊处方性别情况

从图 5-1 可知，各县级医疗机构就医患者均为女性多于男性，在随机抽取的样本中，除了妇幼保健院更针对女性这一因素外，各医院的男女之比约为 1∶1.50。

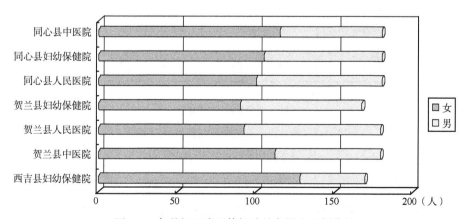

图 5-1　各县级医疗机构门诊处方男女比例分析

2. 中成药使用情况

由图 5-2 可知，各县级医疗机构对待中成药的态度并不一致，如同心县人民医院、同心县妇幼保健院使用中成药的处方比例分别为 25.00%、40.00%，与之相反的是，贺兰县人民医院所有抽取的处方中均会用到至少 1 种中成药。而每张处方使用 3 种或以上中成药的比例均较小，最高的为贺兰县人民医院，不到 10.00%。

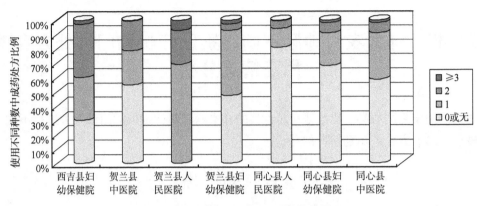

图 5-2　各县级医疗机构中成药使用情况

3. 西药使用情况

与对待中成药的态度相反，在抽取的处方中几乎所有的医疗机构均至少使用了 1 种西药，各家医疗机构使用西药的种数不尽相同，其中贺兰县人民医院仅使用 1 种西药的处方数达到了 40.00% 以上，而贺兰县妇幼保健院使用 4 种或以上西药的处方数接近 50.00%，见图 5-3。

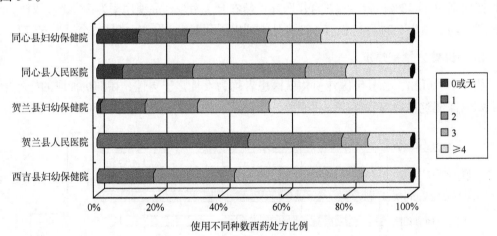

使用不同种数西药处方比例

图 5-3　各县级医疗机构西药种数使用情况
贺兰县中医院和同心县中医院数据缺失

4. 抗菌药使用情况

图 5-4 显示，贺兰县中医院、同心县人民医院抗菌药的使用率均在 30.00% 左右，其他医疗机构相对更高，贺兰县人民医院几乎每张处方都使用了至少 1 种抗菌药。

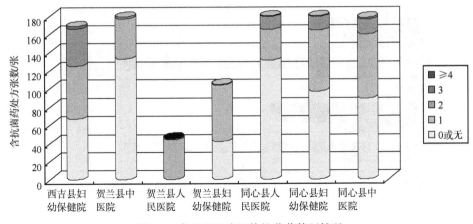

图 5-4　各县级医疗机构抗菌药使用情况

5. 注射药物使用情况

在注射药物的使用情况中，除了贺兰县人民医院和贺兰县妇幼保健院使用率较高外，其他各家医疗机构基本能控制在 40.00% 以下，西吉县妇幼保健院甚至仅为 7.64%。见图 5-5。

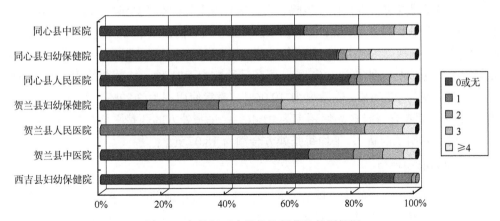

图 5-5　各县级医疗机构注射药物使用情况

按照 WHO 规定的合理用药评价指标值[1]，使用抗菌药处方比例应为 20.00%～26.80%，使用注射药物处方比例应为 13.40%～24.10%，由图 5-6 可知，对比样本医疗机构发现，抗菌药使用率超标的为同心县中医院、同心县妇幼保健院、贺兰县妇幼保健院、贺兰县人民医院以及西吉县妇幼保健院，同时同心县人民医院和贺兰县中医院接近临界；通过对注射药物使用率分析，发现除了贺兰县妇幼保健院和贺兰县人民医院严重超标外，西吉县妇幼保健院和同心县人民医院注射药物使用率控制较好，见图 5-6。

对门诊处方的抽验显示，在疾病治疗中医生更多地偏向于西药治疗，这与西药见效快有关，而药品大多属于国家和省级基本药物目录药品或医保/新农合目录药品，大概占到 90.00% 以上。随着人们对抗菌药认识的增强，对抗菌药的使用虽有所减少，但使用率仍然较高。

---

[1]WHO，1995. How to investigate drug use in the health facilities：selected drug use indicators.Health Policy，34（1）：73.

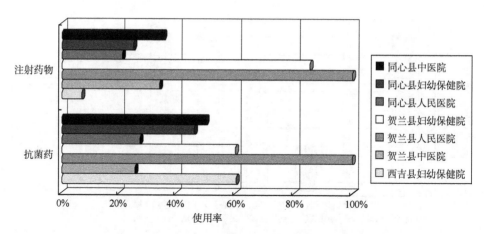

图 5-6　各县级医疗机构抗菌药和注射药物使用情况

二、乡镇卫生院门诊处方分析

为了了解乡级医疗机构的门诊处方合理用药情况，课题组在 3 个样本县随机选择了 7 家乡镇卫生院，分别是西吉县吉强镇卫生院、将台中心卫生院，贺兰县洪广镇中心卫生院、金贵中心卫生院、立岗乡中心卫生院，同心县兴隆乡卫生院、河西镇中心卫生院。以2011 年为测量年，每月分别抽取 20 张门诊处方进行分析。抽查的有效总处方数为 1616 张。统计发现，单张处方平均中成药品种数为 0.65 种，西药品种数为 1.71 种；抗菌药使用率为 30.38%，注射药物使用率为 22.96%，输液率为 19.06%，激素使用率为 3.22%，省级基本药物使用率为 81.00%；新农合目录药品使用率为 91.46%；每张处方的药费平均金额为 1.46 元（仅有 170 张处方列出了药费），平均每张处方金额为 18.07 元。

1. 中成药使用情况

由图 5-7 可知，综合而言，同心县样本乡镇卫生院中成药的使用率最低，各县乡镇卫生院在处方中选择至少 1 种中成药的比例约为 50.00%。而每张处方中选择 3 种及以上中成药的比例贺兰县最高，西吉县与同心县不足 10.00%。

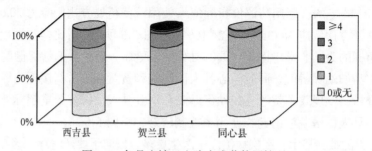

图 5-7　各县乡镇卫生院中成药使用情况

2. 西药使用情况

图 5-8 显示，与对待中成药的态度相反，在抽取的处方中几乎 90% 的医疗机构均使用

了至少 1 种西药,使用 4 种及以上西药的比例均在 30.00%左右。并且各县乡镇卫生院普遍在 1 张处方中选择 2 种或以上西药作为治疗药物。

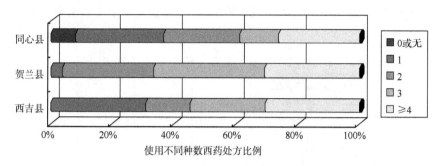

图 5-8　各县乡镇卫生院西药使用情况

3. 抗菌药使用情况

对于抗菌药的使用,各县乡镇卫生院差别很大,其中西吉县乡镇卫生院至少使用 2 种抗菌药的比例达到了 50.00%,贺兰和同心两县乡镇卫生院这一比例较低。整体而言,抗菌药的使用中,使用率最低的是同心县,见图 5-9。

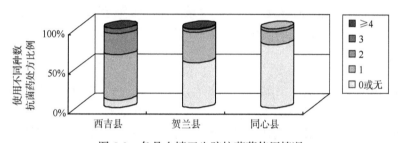

图 5-9　各县乡镇卫生院抗菌药使用情况

4. 注射药物使用情况

注射药物使用中,比例最高的是西吉县乡镇卫生院,约为 80.00%,同心和贺兰两县差别不大。并且西吉县乡镇卫生院同时使用 3 种及以上注射药物的比例高达 55.00%以上,见图 5-10。

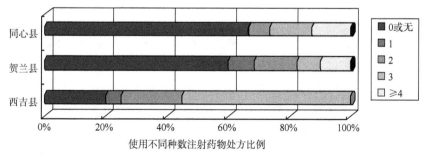

图 5-10　各县乡镇卫生院注射药物使用情况

按照 WHO 规定的合理用药评价指标值,抗菌药使用率应为 27.00%～63.00%,注射药物使用率应为 0.20%～48.00%。对比样本医疗机构发现，抗菌药使用率超标的为西吉县乡镇卫生院，而同心县乡镇卫生院抗菌药使用率低于 20.00%；通过对注射药物使用率分析，发现西吉县乡镇卫生院严重超标，接近 80.00%，其他两县乡镇卫生院注射用药物的使用率控制较好，见图 5-11。

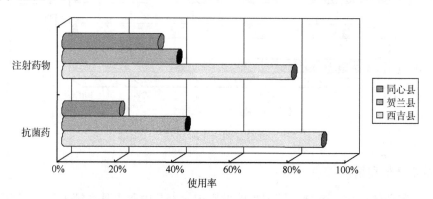

图 5-11　各县乡镇卫生院抗菌药和注射药物使用情况

对门诊处方的抽验显示，在疾病治疗中医生更多地偏向于西药治疗，这与西药见效快有关，而药品大都属于国家和省级基本药物目录药品或医保/新农合目录药品，约占 90.00%以上。随着人们对抗菌药认识的增强，抗菌药的使用有所减少。

5. 次均费用分析

为了解乡镇卫生院的费用情况，调查选择了沙坡头区某乡镇卫生院进行了门诊费用的测算。表 5-2 为 2011 年沙坡头区某乡镇卫生院门诊费用情况。合作医疗门诊统筹政策下，补偿比为 25.00%，卫生室次均费用为 21.84 元，新农合医疗方案规定村卫生室平均处方金额控制在 20 元以内（未规定次均费用），但由于存在分解处方，规定指标对考核很不敏感。

表 5-2　2011 年沙坡头区某乡镇卫生院门诊费用情况

项目	人次	最小值（元）	最大值（元）	总费用（元）	次均费用（元）
药费	7597	0.20	272.60	214 723.07	28.26
医药总费	7632	1.24	273.60	273 389.20	35.82
报销金额	7632	0.31	68.40	68 303.15	8.95

从卫生院门诊费用情况来看，次均医药总费为 35.82 元，新农合医疗方案规定乡镇卫生院平均处方金额控制在 30 元内，指标虽不一致，但提示门诊费用还是偏高，单独抽取住院病历来看，一位因感冒 3 天引起支气管炎的病人住院花费 570 元，几乎能做的检查和化验全部做，包括肾、前列腺 B 超，说明新农合医疗方案吸引了病人住院，而门诊支气管炎病人仅花费 35.34 元。

从参加新农合农民乡镇卫生院就医疾病来看，次均医药总费较高的为冠心病、脑供血不足和低血压，分别为 55.26 元、46.79 元和 45.42 元；就诊病例最多的为气管炎、上呼吸道感染和扁桃体炎，次均医药总费分别为 29.38 元、23.22 元和 32.62 元，见表 5-3。

表 5-3 2011 年沙坡头区某乡镇卫生院疾病费用情况

序号	疾病	n	构成比（%）	累计比（%）	次均药费（元）	次均医药总费（元）	次均报销费用（元）
1	冠心病	225	2.90	60.50	44.62	55.26	13.80
2	脑供血不足	219	2.90	63.40	36.81	46.79	11.69
3	低血压	169	2.20	68.30	33.13	45.42	11.35
4	高血压	207	2.70	66.10	30.36	36.04	9.01
5	胃炎	316	4.10	57.50	28.34	34.94	8.74
6	支气管炎	370	4.80	48.80	23.16	35.34	8.83
7	咽炎	350	4.60	53.40	21.40	29.52	7.38
8	扁桃体炎	442	5.80	44.00	21.63	32.62	8.15
9	气管炎	1158	15.20	15.20	19.73	29.38	7.33
10	上呼吸道感染	616	8.10	38.20	17.77	23.22	5.80

三、村卫生室门诊处方分析

村卫生室作为农村三级卫生服务网的末端，对于服务当地居民起着不可忽视的作用。为调查村卫生室合理用药情况，课题组在 3 个样本县分别选取了部分村卫生室进行处方抽取。具体包括西吉县偏城乡偏城村卫生室、羊路卫生室、万崔卫生室及偏城乡马湾村卫生室，贺兰县洪广镇洪西村卫生室、水庙村卫生室，立岗乡金星村卫生室、蓝光村卫生室，金贵乡银光村卫生室、联星村卫生室、兴隆乡卫生室，同心县王团乡卫生室共 12 家村卫生室。抽查的总处方数为 2002 张。统计发现，单张处方平均中成药品种数为 0.81 种，西药品种数为 0.54 种；抗菌药使用率为 34.17%，注射药物使用率为 9.84%，输液率为 5.64%，激素使用率为 0.00%，省级基本药物使用率为 59.49%，新农合目录药品使用率为 63.44%；每张处方的药费平均金额为 0.85 元（仅有 79 张处方列出了药费），平均每张处方金额为 13.03 元。

1. 中成药使用情况

由图 5-12 可知，几乎各县村卫生室都至少使用 1 种中成药，使用 2 种及以上中成药的比例 3 县均在 20.00% 以上。

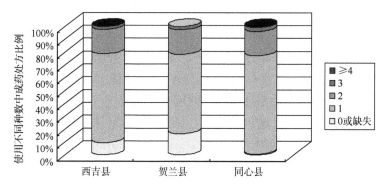

图 5-12 各县村卫生室中成药使用情况

2. 西药使用情况

与县级医疗机构及乡镇卫生院不同，村卫生室使用西药的比例差异很大，其中西吉县和贺兰县村卫生室对西药的使用率不高，贺兰县村卫生室仅为 20%左右，而同心县所抽样的村卫生室均至少使用 1 种西药，见图 5-13。

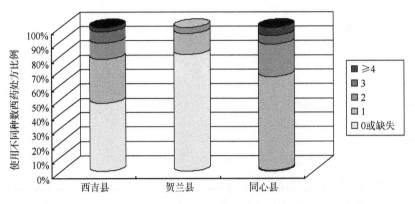

图 5-13　各县村卫生室西药使用情况

3. 抗菌药使用情况

图 5-14 显示，对于抗菌药的使用，各县村卫生室差异较大，贺兰县村卫生室抗菌药的使用率最低，不到 20.00%，而西吉县村卫生室高达 70.00%，使用率较高。

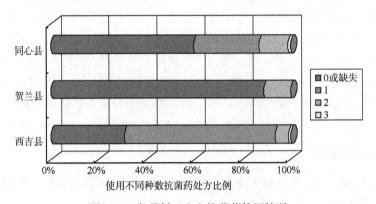

图 5-14　各县村卫生室抗菌药使用情况

按照 WHO 规定的合理用药评价指标值[①]，使用抗菌药处方比例应为 20.00%～26.80%，使用注射药物处方比例应为 13.40%～24.10%，对比样本医疗机构发现，抗菌药使用率超标的为西吉县村卫生室，而贺兰县村卫生室抗菌药使用率低于 20.00%；通过对注射药物使用率分析，发现各县样本村卫生室注射药物使用率控制较好，见图 5-15。

通过对门诊处方的调查，发现每家村卫生室配备的国家基本药物品种数都在 100 种以上，最高的达到 150 种，基本药物以西药居多，占到 80.00%左右。

卫生院与村卫生室相比，病种几乎一致，费用稍高。提示新农合医疗方案要在村卫生室和卫生院区别对待。

①WHO，1993. How to investigate drug use in the health facilities：selected drug use indicators. Health Policy，34（1）：73.WHO / DAP / 93.I.

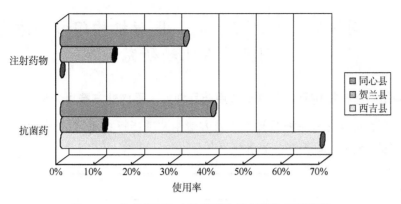

图 5-15　各县村卫生室抗菌药和注射药物使用情况

4. 次均费用分析

表 5-4 是对沙坡头区 4 所村卫生室门诊费用的测算情况。在新农合医疗门诊统筹政策下，补偿比为 25.00%，村卫生室次均费用为 21.84 元，新农合医疗方案规定村卫生室平均处方金额控制在 20 元以内（未规定次均费用），但由于存在分解处方，规定指标对考核很不敏感。从参加新农合农民村卫生室就医疾病来看，次均医药总费最高的是低血压和心肌缺血，分别为 40.69 元和 31.42 元；就诊病例最多的是气管炎、扁桃体炎和上呼吸道感染，次均医药总费分别为 25.72 元、24.00 元和 16.24 元，见表 5-5。

表 5-4　2011 年沙坡头区 4 所村卫生室门诊费用情况

项目	人次	最小值（元）	最大值（元）	总费用（元）	次均费用（元）
药费	3320	0.15	189.91	52022.15	15.67
医药总费	3318	0.45	190.91	72450.43	21.84
报销金额	3320	0.12	47.73	18112.22	5.46

表 5-5　2011 年沙坡头区 4 所村卫生室疾病费用情况

序号	疾病	n	构成比（%）	累计比（%）	次均药费（元）	次均医药总费（元）	次均报销费用（元）
1	低血压	106	3.20	63.90	29.52	40.69	10.17
2	心肌缺血	141	4.20	53.40	24.84	31.42	7.86
3	高血压	61	1.80	68.30	19.18	26.41	6.60
4	气管炎	390	11.70	39.60	16.93	25.72	6.43
5	关节炎	108	3.30	60.80	17.89	24.80	6.20
6	扁桃体炎	474	14.30	14.30	16.01	24.00	5.98
7	膀胱炎	85	2.60	66.50	15.42	21.02	5.24
8	胃炎	136	4.10	57.50	13.76	19.32	4.83
9	上呼吸道感染	452	13.60	27.90	12.58	16.24	4.06
10	咽炎	316	9.50	49.20	9.14	12.26	3.08

四、不同级别（县、乡、村）医疗机构门诊处方合理用药情况比较研究

1. 不同级别医疗机构平均单张处方用药品种数、平均处方费用分析

就平均单张处方用药品种数和平均处方费用两项指标在不同级别医疗机构间的差异进行分析，见图 5-16、图 5-17、表 5-6。

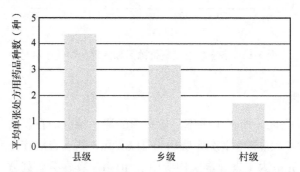

图 5-16　不同级别医疗机构平均单张处方用药品种数情况

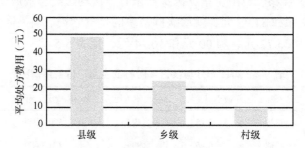

图 5-17　不同级别医疗机构平均处方费用情况

表 5-6　不同级别医疗机构平均单张处方用药品种数、平均处方费用情况

医疗机构级别	处方数	评价指标	
		平均单张处方用药品种数（种）	平均处方费用（元）
县级	540	4.40	48.90
乡级	1080	3.20	24.30
村级	1080	1.70	9.60
合计/平均	2700	3.10	27.60
F		134.41	23.58
P		0.00	0.00

由表 5-6 可知，不同级别医疗机构的门诊处方在平均单张处方用药品种数、平均处方费用两项指标上的差异均有统计学意义（P=0.00）。

2. 不同级别医疗机构在含抗菌药处方比例、含注射药物处方比例、含激素处方比例 3 项指标上的差异分析

抗菌药、注射药物、激素是医疗机构经常滥用和超标并且价格较高的药物，1 张门诊处方的合理用药情况在很大程度上受此 3 项指标的影响，现就县、乡、村三级别间的此 3 项指标做一分析，见图 5-18、表 5-7。

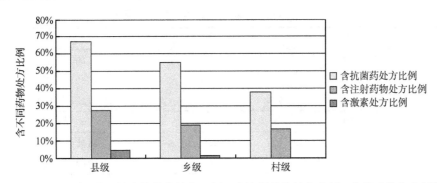

图 5-18　不同级别医疗机构含抗菌药处方比例、含注射药物处方比例、含激素处方比例情况

表 5-7　不同级别医疗机构含抗菌药处方比例、含注射药物处方比例、含激素处方比例情况

医疗机构级别	处方评价指标					
	含抗菌药处方情况		含注射药物处方情况		含激素处方情况	
	频数	百分比（%）	频数	百分比（%）	频数	百分比（%）
县级	385	67.50	160	27.80	29	4.60
乡级	632	55.20	226	19.40	25	1.80
村级	461	38.10	190	16.70	5	0.20
合计	1478	53.60	576	21.30	59	2.20
χ^2	134.26		38.30		40.99	
P	0.00		0.00		0.00	

由表 5-7 可知，含抗菌药处方比例、含注射药物处方比例、含激素处方比例 3 项指标在不同级别医疗机构的门诊处方间的差异具有统计学意义（P=0.00）。

五、平均处方费用及影响因素分析

平均处方费用是合理用药的重要评价指标之一，可以反映居民治疗疾病的可负担性。在合理用药快速评价的一系列指标中，平均处方费用敏感地反映了医师的处方行为。通过查阅以往的研究发现，在医疗机构门诊处方合理用药的评价指标中，单张处方平均用药品种数、含抗菌药处方比例、含注射药物处方比例、含激素处方比例等指标直接影响平均处方费用，现就平均处方费用的影响因素进行分析。

1. 样本整体平均处方费用情况

样本整体的平均处方费用是 27.60 元，远远超过 WHO 给发展中国家制定的参考指标，就三县之间比较看，贺兰县、同心县、西吉县分别为 35.10 元、27.10 元、20.60 元，县、乡、村不同级别医疗机构的平均处方费用分别为 48.90 元、24.30 元、9.60 元，说明整体上平均处方费用随着地区经济水平的提高而增加。

表 5-8 统计结果显示，三县间及不同级别医疗机构间平均处方费用的差异均有统计学意义（$P=0.000$）。

表 5-8　样本县医疗机构整体平均处方费用情况　　（单位：元）

样本县	县级医疗机构	乡镇卫生院	村卫生室	平均
贺兰县	69.90	30.20	11.00	35.10
同心县	51.90	24.40	10.60	27.10
西吉县	24.90	18.30	7.20	20.60
平均	48.90	24.30	9.60	
F	39.58	24.33	18.58	
P	0.00	0.00	0.00	

2. 使用抗菌药与未使用抗菌药的平均处方费用比较研究

使用抗菌药处方和未使用抗菌药处方的平均处方费用在县级和乡级医疗机构间均有显著性差异（$P=0.000$），见表 5-9。

表 5-9　使用抗菌药与未使用抗菌药的平均处方费用比较　　（单位：元）

抗菌药使用情况	县级	乡级	村级
使用	59.30	29.70	11.20
未使用	38.50	18.90	8.00
T	5.903	−11.340	−1.831
P	0.000	0.000	0.222

3. 处方费用分阶段统计

将样本医疗机构的处方费用从 0 开始，以 10 元为间距进行分段统计，并计算各段的处方比例，见表 5-10。

表 5-10　处方费用分阶段统计情况

处方费用（元）	处方数（张）	占比（%）
<10	927	34.32
≥10 且<20	878	32.51
≥20 且<30	356	13.18
≥30 且<40	132	4.89
≥40 且<50	79	2.92
≥50 且<60	62	2.30

续表

处方费用（元）	处方数（张）	占比（%）
≥60 且<70	55	2.04
≥70 且<80	38	1.41
≥80 且<90	39	1.44
≥90 且<100	30	1.11
≥100	105	3.89
合计	2701	100.00

由表 5-10 可见，2701 张处方中，10 元以内的处方最多，为 927 张，占比 34.32%；30 元以内的处方占总处方的 80.01%；100 元及以上的处方有 105 张，占比 3.89%。总体平均处方费用为 27.60 元，可见 100 元及以上大处方对平均处方费用的拉升作用还是明显的。

第三节 小 结

本章对宁夏样本农村地区医疗机构门诊处方行为的评价，反映了中国西部样本农村地区基层医疗机构的门诊处方规范行为。

第一，总体来看，宁夏样本农村地区医疗机构门诊处方用药尚存在不合理之处。其中，宁夏样本农村地区医疗机构的平均单张处方用药数量均略高于 WHO 规定的标准值；宁夏样本农村地区医疗机构的含抗菌药处方比例均远高于 WHO 规定标准，且宁夏样本农村地区医疗机构的含抗菌药处方比例要高于卫生部规定的标准；宁夏样本农村地区医疗机构门诊平均处方费用为 27.60 元，比 WHO 规定的合理范围最大值的两倍还多。

第二，根据宁夏同心县、贺兰县和西吉县的样本医疗机构抽取的门诊处方分析结果可知，不同级别医疗机构门诊处方合理用药情况存在显著差异。

第六章

中国西部样本农村地区医疗机构住院病历行为分析——以宁夏为样本

第一节　样本县医生基本信息

本次调查抽查了 2014 年宁夏同心县县级医疗机构 7 个住院科室的共 100 份病历，按病种业务量随机抽取，其中高血压 30 份、冠心病 9 份、慢性阻塞性肺疾病 7 份、2 型糖尿病 12 份、肺部感染 14 份、阑尾炎 7 份、慢性胃炎 5 份、支气管炎 5 份、脑梗死 11 份。对 100 份病历进行分析，其中病历的书写医生共有 12 人，通过问卷调查获取书写病历医生的基本情况，结果见表 6-1。

表 6-1　2014 年宁夏同心县县级医疗机构医生基本情况

基本情况	人数（人）	构成比（%）	基本情况	人数（人）	构成比（%）
性别			学历		
男	9	75.00	大学本科	9	75.00
女	3	25.00	大专	3	25.00
年龄			专业		
30～40	3	25.00	临床	12	100.00
41～50	6	50.00	其他	0	0.00
51～60	3	25.00	职称		
婚姻状况			主任医师	1	8.33
已婚	12	100.00	副主任医师	9	75.00
未婚	0	0.00	主治医师	2	16.67

由表 6-1 可知，抽查中病历书写人数有 12 人，其中男性医生 9 人，占 75.00%，女性医生 3 人，占 25.00%；主要年龄段为 41～50 岁，占 50.00%，因为从事医生这一行业需要一定的经验与技术的积累，所以主要集中于中青年这一年龄段；12 名医生中已婚者占 100.00%；12 名医生的学历当中大学本科占 75%，医生的总体专业素质较高，且在校期间他们所学专业均是临床医学；主任医师 1 名，占所调查医生的 8.33%，副主任医师 9 名，占所调查医生的 75.00%，主治医师 2 名，占所调查医生的 16.67%。

第二节　医生培训情况

表 6-2 反映出医生的培训动机有提高理论水平，加强基本功，提高医疗水平，解决工作实际问题和了解新知识、新技术，分别占 25.00%、41.67%、8.33%、25.00%，因为从事医生工作需要积累经验和获取新知识，只有这样才能更好地为患者服务。

表 6-2　2014 年宁夏同心县县级医疗机构医生培训情况

培训情况	项目	人数（人）	构成比（%）
培训动机	提高理论水平	3	25.00
	加强基本功，提高医疗水平	5	41.67
	解决工作实际问题	1	8.33
	了解新知识、新技术	3	25.00
	其他	0	0
参加培训次数	每几年 1 次	4	33.33
	每年 1 次	3	25.00
	每半年 1 次	3	25.00
	每季度 1 次	2	16.67
	每月 1 次	0	0
	从未参加	0	0
上次参加培训地点	省级医院	10	83.33
	地市级医院	0	0
	县级医院	0	0
	医学院校	1	8.33
	本单位	1	8.33
	其他	0	0
上次参加培训时间	6 个月以上	4	33.33
	3～6 个月	1	8.33
	1～3 个月	3	25.00
	0.5～1 个月	1	8.33
	7～15 天	3	25.00
	不足 1 周	0	0
上次参加培训内容	医疗知识技能	5	41.67
	护理	0	0
	医技、药剂	3	25.00
	预防保健	2	16.67
	全科医学	2	16.67
	其他	0	0
培训时间	工作时间	6	50.00
	大部分为工作时间	1	8.33
	大部分为非工作时间	2	16.67
	非工作时间	3	25.00

培训情况	项目	人数（人）	构成比（%）
培训费用	全部自费	2	16.67
	小部分报销	1	8.33
	报销 50%	1	8.33
	大部分报销	6	50.00
	全部报销	2	16.67
培训方式	理论培训	1	8.33
	专科进修	4	33.33
	临床轮转	2	16.67
	针对某一技术走出去学习或专家指导	5	41.67
	电视录像培训	0	0
是否需要进修	无所谓	3	25.00
	需要	7	58.33
	迫切需要	2	16.67

医生参加培训的次数，每几年培训 1 次，占 33.33%；每年培训 1 次和每半年培训 1 次的比例相同，均占 25.00%；每季度培训 1 次，占 16.67%，说明医生的培训机会少之又少，医院应该为医生提供学习的机会，提高医生的专业技能和工作兴趣。

培训地点主要是省级医院，占 83.33%，其次是医学院校和本单位，均占 8.33%，这说明优质的医疗资源主要集中在省级医院。

培训内容中医疗知识技能占 41.67%，其次为医技、药剂，占 25.00%，预防保健和全科医学占比均为 16.67%，说明医生主要关注临床技能的培训。预防保健和全科医学比例少的原因主要是因为预防保健并未受到医院的重视，全科医生虽然为医生的发展方向之一，但目前全科医生仍不是主流。

培训时间为工作时间，占 50.00%；大部分为工作时间，占 8.33%；大部分为非工作时间，占 16.67%；非工作时间，占 25.00%。说明医院的培训主要安排在工作时间进行。

培训费用方面，医院基本提供经费，大部分报销的占 50.00%，全部报销的占 16.67%，小部分报销及报销 50% 的均占 8.33%，全部自费的占 16.67%，这从侧面反映出医院对提高医生业务能力的重视程度。

培训方式主要为专科进修和针对某一技术走出去学习或专家指导，分别占 33.33%、41.67%，理论培训占 8.33%，临床轮转占 16.67%，说明医院主要关注医生专科技术的提高。

第三节　工作满意度分析

通过表 6-3 可以看出，在自己工作的充实程度上，一般占 25.00%、比较满意占 75.00%，说明医生对自己工作岗位上的充实度和满意度较高。工作的稳定程度上，一般和比较满意的共占 91.67%，说明医生对这份工作稳定程度比较满意，不担心失去这份工作。

在被领导重视的程度上，一般占 58.33%，比较满意占 41.67%，说明医生对被领导重视程度不是特别满意。上级对待员工的方式上，一般占58.33%，比较满意占25.00%，反映医生对领导的管理方式有一定的意见。

医生在工作中发挥自己能力的机会较充分，比较满意和非常满意占75.00%；与此同时，在自主决定如何完成工作的机会方面，比较满意和非常满意共占66.67%。这两项说明医院给了医生较大的发挥空间，医生的自主机会较多，医生的满意度较高。

在工作的提升机会方面，一般和比较满意共占83.33%。说明医生对工作前景预期不是特别满意。在报酬与工作量的比较中，医生反映自己的报酬与工作量不成正相关。

医生在与其他医务人员关系方面满意度较高，非常满意和比较满意者共占91.67%，说明该医院医生与其他医务人员之间人际关系比较和谐。

表6-3　2014年宁夏同心县县级医疗机构工作满意度情况

问题	满意度情况					
	一般		比较满意		非常满意	
	人数（人）	占比（%）	人数（人）	占比（%）	人数（人）	占比（%）
自己工作的充实程度	3	25.00	9	75.00	0	0.00
被领导重视的程度	7	58.33	5	41.67	0	0.00
上级对待员工的方式	7	63.64	3	27.27	1	9.09
管理者的决策能力	5	41.67	4	33.33	3	25.00
工作的稳定程度	4	33.33	7	58.33	1	8.33
在工作中发挥自己能力的机会	3	25.00	7	58.33	2	16.67
机构政策的实施方式和手段	9	75.00	3	25.00	0	0.00
我的报酬与工作量的比较	10	83.33	1	8.33	1	8.33
工作的提升机会	6	50.00	4	33.33	2	16.67
自主决定如何完成工作的机会	4	33.33	6	50.00	2	16.67
职业环境	8	66.67	2	16.67	2	16.67
从工作中所得的成就感	4	33.33	6	50.00	2	16.67
与其他医务人员关系	1	8.33	8	66.67	3	25.00

第四节　病历基本信息及病历质量分析

一、病历按病种分布情况

表6-4说明病历的主要分布病种为高血压，占30.00%；其次为肺部感染、2型糖尿病和脑梗死，占比分别为14.00%、12.00%和11.00%；其他病种占比均小于10.00%，见图6-1。

表6-4　2014年宁夏同心县县级医疗机构病历按病种分布情况

分布情况	2型糖尿病	肺部感染	高血压	冠心病	脑梗死	支气管炎	慢性胃炎	阑尾炎	慢性阻塞性肺疾病
例数（个）	12	14	30	9	11	5	5	7	7
构成比（%）	12.00	14.00	30.00	9.00	11.00	5.00	5.00	7.00	7.00

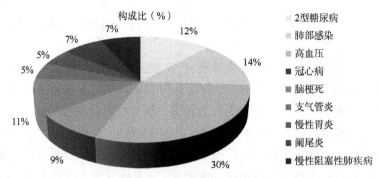

图6-1   病历按病种分布情况

二、病历等级情况分析

利用《同心县级医疗机构病历书写质量评估标准》对抽取的100份病历进行病历书写质量评分，评估内容主要包括病历首页、入院记录、病程记录、出院记录，总分为100分，根据所得分数划分病历等级：≥90分为甲级病历；≥70分且<90分为乙级病历；<70分为丙级病历。病历等级划分情况根据主观因素和客观因素两方面进行划分，在根据主观因素划分的情况下，甲级病历占100.00%，乙级病历无；但是在根据客观因素划分的情况下，根据评估标准对病历进行评估，评估情况见表6-5。

表6-5   2014年宁夏同心县县级医疗机构病历等级情况

病历等级	甲	乙	丙
数量（份）	78	22	0
构成比（%）	78.00	22.00	0.00

表6-5说明100份病历中甲级病历占78.00%，乙级病历占22.00%，病历书写质量等级多数为甲级，这说明同心县县级医疗机构的病历书写质量是良好的。

如表6-6，从病种看，阑尾炎病历全部为甲级病历，其余病种的病历书写质量为中等偏上水平。

表6-6   2014年宁夏同心县县级医疗机构病历等级按病种划分情况

病种	病历等级情况				
	甲（份）	乙（份）	丙（份）	总数（份）	甲级病历占该病种病历数的比例（%）
2型糖尿病	10	2	0	12	83.33
肺部感染	11	3	0	14	78.57
高血压	23	7	0	30	76.67
冠心病	8	1	0	9	88.89
脑梗死	7	4	0	11	63.63
支气管炎	3	2	0	5	60.00
慢性胃炎	4	1	0	5	80.00
阑尾炎	7	0	0	7	100.00
慢性阻塞性肺疾病	5	2	0	7	71.43

三、病历各项扣分情况

1. 首页缺陷

从表 6-7 可以看出，2 型糖尿病、肺部感染、冠心病、慢性胃炎、阑尾炎、慢性阻塞性肺疾病病历首页缺陷是漏项、空项；高血压病历首页缺陷主要是漏项、空项，占该病种病历的 16.67%，出院情况栏未填写或填写缺陷占该病种病历的 3.33%；脑梗死病历首页缺陷为出院情况栏未填写或填写缺陷及漏项、空项，各占 9.09%、27.27%；支气管炎病历首页缺陷为出院情况栏未填写或填写缺陷及漏项、空项，均占 20.00%。

表 6-7 2014 年宁夏同心县县级医疗机构病历首页缺陷情况

病种（病历数）	病历首页缺陷	缺陷病历数（份）	占比（%）
2 型糖尿病（12）	漏项、空项	3	25.00
肺部感染（14）	漏项、空项	5	35.71
高血压（30）	出院情况栏未填写或填写缺陷	1	3.33
	漏项、空项	5	16.67
冠心病（9）	漏项、空项	1	11.11
脑梗死（11）	出院情况栏未填写或填写缺陷	1	9.09
	漏项、空项	3	27.27
支气管炎（5）	出院情况栏未填写或填写缺陷	1	20.00
	漏项、空项	1	20.00
慢性胃炎（5）	漏项、空项	1	20.00
阑尾炎（7）	漏项、空项	1	14.29
慢性阻塞性肺疾病（7）	漏项、空项	1	14.29

2. 入院记录缺陷

从表 6-8 可知，2 型糖尿病、肺部感染、脑梗死、支气管炎病历的入院记录缺陷主要表现在现病史描述有缺陷，分别占 66.67%、28.57%、18.18%、20.00%；高血压、冠心病病历的入院记录缺陷主要为现病史描述有缺陷和专科描述有缺陷；慢性胃炎、阑尾炎病历入院记录无缺陷。

表 6-8 2014 年宁夏同心县县级医疗机构入院记录缺陷情况

病种（病历数）	入院记录缺陷	缺陷病历数（份）	占比（%）
2 型糖尿病（12）	现病史描述有缺陷	8	66.67
肺部感染（14）	现病史描述有缺陷	4	28.57
高血压（30）	现病史描述有缺陷	6	20.00
	专科描述有缺陷	1	3.33
冠心病（9）	现病史描述有缺陷	2	22.22
	专科描述有缺陷	1	11.11
脑梗死（11）	现病史描述有缺陷	2	18.18

病种（病历数）	入院记录缺陷	缺陷病历数（份）	占比（%）
支气管炎（5）	现病史描述有缺陷	1	20.00
慢性胃炎（5）	无	0	0.00
阑尾炎（7）	无	0	0.00
慢性阻塞性肺疾病（7）	现病史描述有缺陷	1	14.29
	专科描述有缺陷	1	14.29

3. 病程记录缺陷

从表 6-9 可知，9 个病种中病程记录缺陷均包括病情变化时无分析、判断、处理及结果；异常检查无分析、判断、处理的记录和重要治疗未做记录或记录有缺陷主要是在高血压、支气管炎、冠心病、慢性胃炎和慢性阻塞性肺疾病这几个病种的病历中；未对治疗中改变的药物、治疗方式进行说明主要在肺部感染、冠心病、脑梗死和支气管炎的病历中。

表 6-9　2014 年宁夏同心县县级医疗机构病程记录缺陷情况

病种（病历数）	病程记录缺陷	缺陷病历数（份）	占比（%）
2 型糖尿病（12）	病情变化时无分析、判断、处理及结果	6	50.00
肺部感染（14）	病情变化时无分析、判断、处理及结果	4	28.57
	未对治疗中改变的药物、治疗方式进行说明	2	14.28
高血压（30）	病情变化时无分析、判断、处理及结果	14	46.67
	异常检查无分析、判断、处理的记录	8	26.67
冠心病（9）	病情变化时无分析、判断、处理及结果	5	55.56
	重要治疗未做记录或记录有缺陷	2	22.22
	未对治疗中改变的药物、治疗方式进行说明	1	11.11
脑梗死（11）	病情变化时无分析、判断、处理及结果	5	45.45
	未对治疗中改变的药物、治疗方式进行说明	3	27.27
支气管炎（5）	病情变化时无分析、判断、处理及结果	1	20.00
	异常检查无分析、判断、处理的记录	1	20.00
	未对治疗中改变的药物、治疗方式进行说明	1	20.00
慢性胃炎（5）	病情变化时无分析、判断、处理及结果	2	40.00
	异常检查无分析、判断、处理的记录	1	20.00
阑尾炎（7）	病情变化时无分析、判断、处理及结果	5	71.43
慢性阻塞性肺疾病（7）	病情变化时无分析、判断、处理及结果	4	57.14
	异常检查无分析、判断、处理的记录	2	28.57

4. 出院记录缺陷

从表 6-10 可以看出，出院记录缺陷主要项目为出院记录无主要诊疗过程记录中内容，该缺陷主要表现在 9 个病种病历中，无治疗效果及病情转归内容的缺陷主要是在肺部感染、高血压、冠心病、脑梗死、阑尾炎、慢性阻塞性肺疾病中。

表 6-10　2014 年宁夏同心县县级医疗机构出院记录缺陷情况

病种（病历数）	出院记录缺陷	缺陷病历数（份）	占比（%）
2 型糖尿病（12）	出院记录无主要诊疗过程记录中内容	8	66.67
肺部感染（14）	出院记录无主要诊疗过程记录中内容	9	64.29
	无治疗效果及病情转归内容	6	42.86
高血压（30）	出院记录无主要诊疗过程记录中内容	12	40.00
	无治疗效果及病情转归内容	7	23.33
冠心病（9）	出院记录无主要诊疗过程记录中内容	7	77.78
	无治疗效果及病情转归内容	2	22.22
脑梗死（11）	出院记录无主要诊疗过程记录中内容	7	63.63
	无治疗效果及病情转归内容	3	27.27
支气管炎（5）	出院记录无主要诊疗过程记录中内容	3	60.00
慢性胃炎（5）	出院记录无主要诊疗过程记录中内容	2	40.00
阑尾炎（7）	出院记录无主要诊疗过程记录中内容	5	71.42
	无治疗效果及病情转归内容	4	57.14
慢性阻塞性肺疾病（7）	出院记录无主要诊疗过程记录中内容	4	57.14
	无治疗效果及病情转归内容	3	42.86

四、病历质量评审情况

1. 确定病历评审标准

（1）收治情况：主要记录是否超出职业范围、是否具有诊治能力、是否符合入出院标准等情况。

（2）用药情况：主要记录未按《抗菌药物临床应用指导原则》使用抗菌药、超药典与超药品说明书用药、无适应证用药、指征改善后未及时停药及单张处方未按《处方管理办法》而超品种、超用量、大处方用药，以及升级用药、无指征使用营养支持性辅助药品、自费药品比例过大、药费比例过大等情况。

（3）检查情况：主要记录无指征辅助检查、重复检查、与诊治无关检查、应互认而未互认的检查等情况。

（4）收费情况：主要记录违反《全国医疗服务价格项目规范》收费、重复收费、分解收费、提高标准收费、私立项目收费、串换药品与诊疗项目收费等情况。

（5）费用规范情况：主要记录是否存在无处方、无医嘱、无检查报告单、无发票的医药费用情况，是否存在虚假费用等情况。

2. 病历评审结果分析

病历评审结果分析见表 6-11。

表 6-11 宁夏同心县县级医疗机构病历中存在的不合理情况

存在问题	2014 年第二季度		2014 年第三季度		2014 年第四季度		2015 年第一季度	
	病历数（份）	占比（%）	病历数（份）	占比（%）	病历数（份）	占比（%）	病历数（份）	占比（%）
不合理用药								
抗菌药不合理应用	31	38.75	41	51.25	6	7.50	2	2.50
无指征用药	40	27.78	32	22.22	35	24.31	37	25.69
重复用药	14	46.67	8	26.67	3	10.00	5	16.67
超品种用药	10	100.0	0	0.00	0	0.00	0	0.00
超时间用药	20	86.96	3	13.04	0	0.00	0	0.00
超剂量用药	18	56.25	1	3.13	10	31.25	3	9.38
升级用药	8	19.51	13	31.71	19	46.34	1	2.44
不合理检查								
无指征检查	9	39.13	3	13.04	2	8.70	9	39.13
重复检查	2	40.00	2	40.00	1	20.00	0	0.00
升级检查	1	50.00	0	0.00	0	0.00	1	50.00
未达住院标准	17	53.10	7	21.87	6	18.75	2	6.25

第五节　医务工作者与病历质量的相关性分析

一、医务工作者的一般情况与病历质量等级的关系

对不同性别、学历、职称的医务工作者的病历书写质量进行卡方检验比较，不同性别医务工作者的病历书写质量的差别有统计学意义，病历质量与医务工作者的性别呈相关性，男性书写的病历质量高于女性；不同学历医务工作者的病历书写质量的差别有统计学意义，医务工作者的学历与病历质量的相关系数为 0.266，$P=0.005$，说明学历越高，病历质量越好；不同职称医务工作者的病历书写质量的差别有统计学意义，医务工作者职称与病历质量的相关系数为 0.348，$P=0.000$，说明职称越高，病历质量越高。具体见表 6-12。

表 6-12 医务工作者的一般情况对病历质量等级影响的卡方检验

变量	不同等级病历数（份）		χ^2	OR	P
	甲	乙			
性别			33.64	0.469	0.000
男	62	17			
女	15	6			
学历			7.84	0.266	0.005
本科	51	13			
专科	26	10			
职称			71.78	0.348	0.000
主任医师	3	0			
副主任医师	54	17			
主治医师	20	6			

二、医务工作者参加培训次数及工作满意度与住院
病历质量等级的关系

对医务工作者参加培训次数及工作满意度与病历书写质量进行卡方检验比较，经过比较分析得知，医务工作者参加培训次数与病历质量等级的相关性具有统计学意义，且呈负相关，相关系数为-0.61，P=0.003，说明每季度参加培训的医务工作者病历书写质量高于其他；工作满意度与病历质量等级呈正相关性，相关系数为 0.54，P=0.019，说明医务工作者工作满意度高的病历书写质量也较好，具体情况见表6-13。

表 6-13　参加培训次数及工作满意度对病历质量等级影响的卡方检验

变量	不同等级病历数（份）		χ^2	OR	P
	甲	乙			
参加培训次数			57.12	-0.61	0.003
每几年 1 次	17	4			
每年 1 次	32	11			
每半年 1 次	20	7			
每季度 1 次	8	1			
工作满意度			19.80	0.54	0.019
一般	25	7			
比较满意	28	11			
非常满意	24	5			

三、运用多因素 Logistic 回归分析

运用多因素 Logistic 回归分析同时对 3 种因素（性别、学历、职称）与病历质量进行相关性分析，在分析中，性别（1=男，2=女）、学历（1=本科，2=专科）、职称（1=主任医师，2=副主任医师，3=主治医师）、参加培训次数和工作满意度作为自变量，病历质量等级（1=甲，2=乙）作为因变量，分析结果见表6-14。

表 6-14　病历质量等级的多因素 Logistic 回归分析

变量	b	标准误	Ward	v	P	exp（b）	exp（b）的 95%CI	
							下限	上限
性别	0.749	1.832	1.712	1	0.003	5.362	0.084	1.575
职称	0.747	0.288	0.387	1	0.016	2.634	0.155	2.895
学历	0.765	1.863	1.863	1	0.076	1.352	0.079	1.577
参加培训次数	0.572	0.356	0.356	1	0.004	4.403	0.459	4.311
工作满意度	0.390	0.098	0.098	1	0.053	3.130	0.526	2.427

由表6-14可知，经过多因素的二元 Logistic 回归分析，发现卫生工作者的性别、职称、

参加培训次数和工作满意度与病历质量等级具有相关性，而学历的显著性值 $P=0.076$，与 $P=0.05$ 接近，说明学历与病历质量等级具有一定的相关性，但是相关性相对较弱。

四、运用典型相关分析分析医务工作者不同
背景与病历质量的相关性

1. 相关指标

由于专业知识的限制，对于病历质量是否合理，如检查、化验及药物是否合理，不能很好地做出判断，只能从病历书写方面进行分析。将病历质量评价指标细分为首页缺陷、入院记录缺陷、出院记录缺陷、病程记录缺陷、治愈率及等级。医务工作者的分析指标为性别、职称、学历、参加培训次数、工作满意度、培训时间、培训费用及培训动机。具体情况见表 6-15。

表 6-15　医务工作者与病历质量相关性分析相关指标

变量	指标名称
医务工作者	性别、职称、学历、参加培训次数、工作满意度、培训时间、培训费用、培训动机
病历质量	首页缺陷、入院记录缺陷、出院记录缺陷、病程记录缺陷、治愈率、等级

2. 相关系数矩阵

利用 spss17.0 软件中的宏命令进行典型相关分析，将病历质量评价指标细分为首页缺陷、入院记录缺陷、出院记录缺陷、病程记录缺陷、治愈率及等级，分别用 y_1、y_2、y_3、y_4、y_5 和 y_6 表示。将医务工作者的性别、职称、学历、参加培训次数、工作满意度、培训时间、培训费用及培训动机分别用 x_1、x_2、x_3、x_4、x_5、x_6、x_7 和 x_8 表示。具体情况见表 6-16。

表 6-16　医务工作者与病历质量的相关系数矩阵

	y_1	y_2	y_3	y_4	y_5	y_6
x_1	0.230 3	0.192 1	0.397 1	0.212 9	0.462 5	0.483 2
x_2	0.310 2	0.354 7	0.232 5	0.148 1	0.350 3	0.311 9
x_3	0.303 8	0.153 6	0.345 6	0.103 2	0.431 1	0.373 3
x_4	0.231 7	0.107 2	0.271 5	0.456 0	0.528 1	0.510 7
x_5	0.159 3	0.282 8	0.344 8	0.141 8	0.412 8	0.439 9
x_6	0.352 1	0.269 7	0.369 0	0.118 7	0.366 6	0.384 3
x_7	0.358 1	0.380 3	0.167 8	0.278 7	0.260 0	0.311 3
x_8	0.025 5	0.083 3	0.217 6	0.142 6	0.270 0	0.329 9

由表 6-16 可知，上表输出的是医务工作者与病历质量细分之间的相关系数，可以看出治愈率和等级相关性整体较大，而其指标间直接关联不大，更多可能是综合影响。

3. 典型相关系数及检验

本部分利用 spss17.0 软件中的宏命令进行典型相关分析。在构建合适的典型相关模型前，需要先对两组变量之间的典型相关系数做显著性检验。结果见表 6-17。在计算得到的 8 个典型相关系数中，第一对的典型相关系数最大，为 0.862，它能解释观测变量的最大变异程度。按照多元方差分析的原理，采用 Wilks' Lambda 检验方法对典型相关系数进行检验。由表中检验结果可以看出，前两对的典型相关系数的 Wilks' Lambda 检验的 P 值小于 0.05，即可以在 0.05 的显著性水平上认为典型相关系数是显著的。

表 6-17　医务工作者与病历质量的典型相关系数及显著性检验

序号	典型相关系数	Wilk's Lambda	Chi-SQ	v	P
1	0.862	0.000	56.000	49.000	0.001
2	0.711	0.002	60.000	40.000	0.015
3	0.571	0.000	48.579	35.000	0.165
4	0.456	0.090	40.504	24.000	0.609
5	0.643	0.108	20.344	18.350	0.478
6	0.323	0.269	6.526	9.575	0.428
7	0.786	0.315	5.758	5.653	0.570
8	0.679	0.425	3.524	4.261	0.635

4. 典型相关模型

典型系数是原始变量转换为典型变式的权数，所反映的是组内变量在形成典型函数时的相对作用。鉴于原始变量的计量单位不同，不宜直接比较，本研究采用标准化的典型系数进行分析。标准化典型系数越大表明原始变量对它的典型变量的贡献越大。

由表 6-18 可知，医务工作者进行继续教育的，其病历书写质量较好，同时其病历质量的等级较高，治愈率更好。

表 6-18　医务工作者与病历质量的典型相关模型

序号	典型相关模型
Model 1	$U_1=0.4272x_1+0.1451x_2+0.1642x_3+0.9489x_4+1.4764x_5+0.7793x_6+1.2364x_7+0.565x_8$
	$V_1=0.2716y_1+0.1229y_2+0.1046y_3+0.4242y_4+0.5519y_5+0.6039y_6$
Model 2	$U_2=0.3218x_1+0.5934x_2+0.6564x_3+0.4105x_4+1.1303x_5+0.5934x_6+0.6708x_7+1.1477x_8$
	$V_2=0.0278y_1+0.0996y_2+0.3160y_3+0.3170y_4+0.5929y_5+1.9408y_6$

第六节　小　结

本章主要通过对宁夏样本农村地区医生背景与病历质量进行相关性分析，反映中国西部样本农村地区基层医疗机构住院病历书写情况。

1. 样本病种病历书写质量之间存在差异

根据病历质量评分结果可知，糖尿病、高血压等病种的病历质量得分高于其他几个病种。通过访谈发现，其原因主要是高血压、糖尿病等属于常见病、多发病，医生在此方面积累了丰富的经验，在书写此种病历时基本形成了比较规范的流程，因此得分较高。

2. 住院病历书写存在不同程度的缺陷

通过对所抽查的病历分析可以看出，在所有 100 份住院病历中，每份病历均有缺陷，只是在病种间和病历项目中所占比例不同。在所有缺陷中，病历病程记录缺陷项目最多，所占比例也最大，这部分缺陷主要是因为医生医务知识的缺乏和工作态度的不认真造成的；病历首页的填写内容多，并与病历中许多的内容重复，重复内容增加了医生的文字工作量，医生不注重病历首页病人基本信息及出院诊断的填写，而且有多份病历漏填病人信息；入院记录中的缺陷主要为现病史描述有缺陷；出院记录中的缺陷为无主要诊疗过程记录中内容和无治疗效果及病情转归内容。

病历书写形式应反映科学内容，要把病历质量控制的重点放在内容方面，尤其是现病史采集与描述、及时而准确的病程记录、诊断与鉴别诊断的依据、治疗措施的应用及效果评价等。执行规章制度和诊疗常规是质量保证的基础，应强化三级医师查房制度，落实各级医师职责，主治医师全面修改病历及各种申请单等医疗文件，包括纠正错别字，把好每一环节质量关。

3. 医生背景对病历书写质量存在影响

尽管统计显示医生背景与分病种质量得分的相关性没有统计学意义，但在对非分病种的质量分析中发现，医生背景与病历质量之间还是存在某些相关性，如男性医生病历书写质量高于女性医生，本科学历医生病历书写质量高于大专学历医生。本科学历医生在校期间学习知识较为全面，对病历的重要性认识比大专学历的医生高。医生的职称对病历书写质量也有影响，职称越高，病历书写质量越高。初级职称医生工作时间不长，病历书写质量不高；副高职称医生其他工作太多，不能兼顾病历书写。

4. 病历书写的医生背景与病历质量之间的相关性具有统计学意义

本研究在卡方检验中发现，经过多因素 Logistic 回归分析，发现病历书写的医生的性别和职称与病历质量等级具有相关性，性别的显著性 $P=0.003$，职称的显著性 $P=0.016$，说明性别和职称与病历质量等级具有相关性；而学历的显著性 $P=0.076$，接近 $P=0.05$，说明学历对病历质量具有一定影响，但影响较弱。

第七章

中国西部样本农村地区医疗服务患者满意度分析

第一节　西部样本农村地区门诊服务患者满意度情况

一、样本门诊患者门诊服务满意度情况

从表 7-1 中可以发现，西部样本农村地区门诊患者对解释病情、征求意见和服务态度较为满意，而对路途时间、候诊时间、设备条件、机构环境、医药费用和技术水平持一般态度的比例较高。从平均得分来看，样本门诊患者对门诊候诊时间与医药费用的满意度相对较低，得分仅为 3.12 分与 3.15 分，而对医务人员服务态度的满意度得分最高，为 3.70 分。

表 7-1　样本门诊患者门诊服务满意度情况

门诊服务	很不满意	不太满意	一般	比较满意	非常满意	平均得分（分）
	n（%）	n（%）	n（%）	n（%）	n（%）	
路途时间	225（4.30）	656（12.50）	2278（43.30）	1552（29.50）	545（10.40）	3.29
候诊时间	290（5.50）	934（17.80）	2356（44.80）	1229（23.40）	447（8.50）	3.12
解释病情	89（1.70）	213（4.10）	1974（37.60）	2206（42.00）	774（14.70）	3.64
征求意见	168（3.20）	238（4.50）	2035（38.70）	2103（40.00）	712（13.50）	3.56
服务态度	96（1.80）	236（4.50）	1737（33.00）	2293（43.60）	894（17.00）	3.70
设备条件	104（2.00）	513（9.80）	2666（50.70）	1549（29.50）	424（8.10）	3.32
机构环境	106（2.00）	517（9.80）	2599（49.40）	1631（31.00）	403（7.70）	3.32
医药费用	133（2.05）	895（17.00）	2671（50.80）	1181（22.50）	376（7.20）	3.15
技术水平	54（1.00）	199（3.80）	2356（44.80）	2128（40.50）	519（9.90）	3.54
总体满意度	117（2.20）	321（6.10）	1683（32.00）	2516（47.90）	619（11.80）	3.61

总体来看，59.70%的样本门诊患者对基层医疗机构所提供的医疗服务较为满意，选择比较满意和非常满意的样本门诊患者占比分别为 47.90%和 11.80%。门诊服务方面仍须进一步缩短门诊候诊时间，降低门诊医药费用负担，提升患者满意度水平。

二、门诊患者满意度回归分析

表 7-2 为样本门诊患者门诊服务总体满意度线性回归分析结果，其中因变量为门诊服务总体满意度得分，自变量为门诊服务各个方面的满意度得分情况。从表中可以看出，对门诊服务各方面的满意度均对门诊服务总体满意度有显著的正向影响。

表 7-2　样本门诊患者门诊服务总体满意度线性回归分析

模型	非标准化系数		标准系数	t	P
	b	标准误			
（常量）	0.652	0.072		9.053	0.000
路途时间	0.031	0.012	0.035	2.681	0.007
候诊时间	0.044	0.012	0.051	3.692	0.000
解释病情	0.055	0.016	0.055	3.517	0.000
征求意见	0.034	0.015	0.036	2.334	0.020
服务态度	0.210	0.014	0.213	15.531	0.000
设备条件	0.062	0.015	0.061	4.151	0.000
机构环境	0.115	0.015	0.111	7.741	0.000
医药费用	0.125	0.012	0.128	10.213	0.000
技术水平	0.180	0.016	0.160	11.174	0.000

R^2=0.268，方差分析显著性值 P=0.000

三、不同省区门诊患者满意度分析

表 7-3 为不同省区样本门诊患者门诊服务满意度得分情况。均值检验显著性结果显示，门诊服务各方面满意度得分在各省区间的分布具有显著性的差异。其中，路途时间方面，甘肃满意度得分最低，宁夏满意度得分最高；候诊时间方面，广西满意度得分最低，内蒙古满意度得分最高；在解释病情、征求意见、服务态度、设备条件、机构环境和技术水平6 个方面，青海满意度得分均为最低，依次为 3.19 分、3.13 分、3.50 分、2.96 分、2.93 分、3.08 分，内蒙古满意度得分均为最高，依次为 4.02 分、4.10 分、4.02 分、3.69 分、3.75 分、4.11 分；医药费用满意度得分广西最低，为 2.83 分，内蒙古最高，为 3.62 分。

表 7-3　不同省区样本门诊患者门诊服务满意度得分情况　（单位：分）

省区	路途时间	候诊时间	解释病情	征求意见	服务态度	设备条件	机构环境	医药费用	技术水平
甘肃	3.03	3.02	3.81	3.81	3.63	3.40	3.42	3.20	3.65
广西	3.24	2.69	3.54	3.44	3.73	3.44	3.33	2.83	3.50
贵州	3.21	3.12	3.84	3.76	3.68	3.42	3.53	3.41	3.63
内蒙古	3.51	3.74	4.02	4.10	4.02	3.69	3.75	3.62	4.11
宁夏	3.65	3.59	3.52	3.38	3.57	3.20	3.20	2.93	3.38
青海	3.09	3.14	3.19	3.13	3.50	2.96	2.93	3.19	3.08

续表

省区	路途时间	候诊时间	解释病情	征求意见	服务态度	设备条件	机构环境	医药费用	技术水平
陕西	3.55	3.19	3.72	3.60	3.75	3.37	3.47	3.09	3.47
四川	3.35	3.19	3.71	3.68	3.82	3.34	3.26	3.29	3.62
西藏	3.13	3.31	3.49	3.46	3.69	3.06	3.18	3.42	3.48
新疆	3.23	3.02	3.79	3.70	3.68	3.40	3.42	3.04	3.73
云南	3.32	2.90	3.47	3.25	3.57	3.18	3.23	3.07	3.36
P^*	0.000	0.000	0.000	0.000	0.000	0.000	0.000	0.000	0.000

*为不同省区样本门诊患者门诊服务满意度得分均值检验显著性值

综上所述，内蒙古样本门诊患者各个方面满意度得分均居于前列；甘肃亟须加强卫生资源合理配置，缩短患者到医疗机构的路途时间，提升患者满意度；广西则须在缩短候诊时间与进一步降低医药费用方面做出改进；青海提升空间较大，在解释病情、征求意见、服务态度、设备条件、机构环境和技术水平等方面均有待提高。

从门诊服务总体满意度得分来看，内蒙古得分最高，为4.09分，总体处于比较满意的阶段，而云南得分最低，为3.43分，其余各省区门诊服务总体满意度得分差距都较小。总体来看，西部各省区农村地区门诊服务满意度接近比较满意，见图7-1。

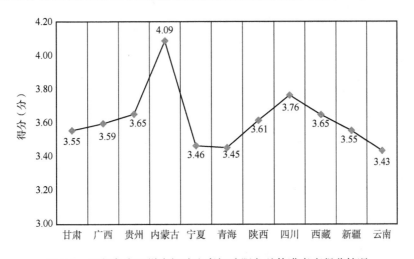

图7-1 西部各省区样本门诊患者门诊服务总体满意度得分情况

四、不同医疗机构门诊患者满意度分析

表7-4为西部样本农村地区不同医疗机构门诊患者门诊服务满意度得分情况。从表中可以发现，解释病情、征求意见和服务态度3个方面满意度得分在不同医疗机构间分布不存在显著差异，而与机构相关的自身硬件条件等方面的满意度得分则具有显著性差异。如县医院设备条件明显比乡镇卫生院好，所以县医院设备条件满意度得分最高。不同医疗机构间门诊服务满意度得分的差距主要与其自身的医疗资源占比多少有很大关系。

表 7-4   不同医疗机构门诊患者门诊服务满意度得分情况 　　（单位：分）

医疗机构	路途时间	候诊时间	解释病情	征求意见	服务态度	设备条件	机构环境	医药费用	技术水平
乡镇卫生院	3.34	3.23	3.67	3.60	3.71	3.18	3.28	3.40	3.52
妇幼保健院	3.23	2.97	3.65	3.58	3.68	3.42	3.35	3.04	3.63
中医院	3.31	3.18	3.61	3.53	3.71	3.32	3.28	2.99	3.50
县医院	3.25	3.00	3.62	3.52	3.67	3.46	3.40	2.95	3.55
P^*	0.005	0.000	0.216	0.062	0.407	0.000	0.000	0.000	0.001

*为不同医疗机构样本门诊患者门诊服务满意度得分均值检验显著性值

尽管从表 7-4 中发现门诊患者对县医院硬件条件满意度得分较好，但从医疗机构门诊服务总体满意度得分来看，县医院门诊患者门诊服务满意度得分最低，仅为 3.54 分，这与患者对县医院医药费用满意度低有直接关系，而妇幼保健院门诊服务总体满意度得分最高，为 3.66 分，见图 7-2。

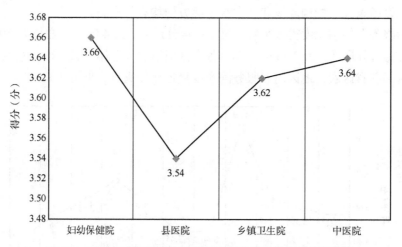

图 7-2   不同医疗机构门诊患者门诊服务总体满意度得分情况

五、不同省区不同医疗机构门诊患者满意度分析

表 7-5 为不同省区不同医疗机构样本门诊患者门诊服务满意度得分情况。统计结果显示，样本门诊患者对乡镇卫生院满意度最高的省区为西藏，最低的为甘肃；样本门诊患者对妇幼保健院满意度最高的省区为内蒙古，最低的为陕西；样本门诊患者对中医院满意度最高的省区为内蒙古，最低的为青海；样本门诊患者对县医院满意度最高的省区为内蒙古，最低的省区为西藏。

表 7-5   不同省区不同医疗机构样本门诊患者门诊服务满意度得分情况 　　（单位：分）

省区	乡镇卫生院	妇幼保健院	中医院	县医院
甘肃	3.38	3.52	3.97	3.65
广西	3.64	3.67	3.57	3.47
贵州	3.71	—	—	3.57

续表

省区	乡镇卫生院	妇幼保健院	中医院	县医院
内蒙古	3.73	4.24	4.53	3.95
宁夏	3.62	3.57	3.30	3.42
青海	3.61	3.59	3.15	—
陕西	3.76	3.27	3.75	3.57
四川	3.73	3.99	3.61	3.77
西藏	3.96	—	—	3.25
新疆	3.47	3.60	3.67	3.62
云南	3.46	3.37	3.54	3.38

综上所述，甘肃在乡镇卫生院门诊服务方面有待提升，陕西在妇幼保健院门诊服务方面有待提高，青海在中医院门诊服务方面有待提高，西藏在县医院门诊服务方面有待加强。

此外，西部样本农村地区门诊患者对门诊服务仍存在一些不满意之处，见表 7-6。其中，有 37.30%的门诊患者认为西部样本农村地区医疗机构的设备条件差，有 30.20%的门诊患者认为西部样本农村地区医疗机构的药品种类少，23.90%和 20.00%的门诊患者认为西部样本农村地区医疗机构等候时间过长及技术水平低，另外还分别有 19.70%、16.50%、10.80%、7.90%及 5.70%的门诊患者认为西部样本农村地区医疗机构存在看病手续烦琐、医疗费用高、服务态度差、收费不合理和提供不必要服务等多种问题。

表 7-6 样本门诊患者门诊服务不满意情况

门诊服务不满意方面	频数	个案占比（%）
设备条件差	1435	37.30
药品种类少	1164	30.20
等候时间过长	919	23.90
技术水平低	772	20.00
看病手续烦琐	760	19.70
医疗费用高	635	16.50
服务态度差	416	10.80
收费不合理	303	7.90
提供不必要服务	221	5.70

第二节 样本农村地区住院服务患者满意度情况

一、住院患者满意度基本情况

表 7-7 为西部样本农村地区住院患者住院服务满意度情况。从表 7-7 中可以发现，对设备条件、房间舒适和医药费用持一般态度的住院患者占比最大，依次占总体的 42.20%、

40.30%和 53.90%，而对解释病情、征求意见、服务态度、技术水平和信任程度的满意度则以比较满意为主，依次占总体 41.80%、42.20%、44.00%、46.60%和 48.20%。从平均得分来看，对住院医药费用的满意度得分最低，仅为 3.14 分，而对医务人员解释病情的满意度得分最高，为 4.04 分。

表 7-7　住院患者住院服务满意度情况

住院服务	很不满意 n（%）	不太满意 n（%）	一般 n（%）	比较满意 n（%）	非常满意 n（%）	平均得分（分）
解释病情	42（0.80）	79（1.60）	1167（23.20）	2097（41.80）	1636（32.60）	4.04
征求意见	80（1.60）	123（2.50）	1286（25.70）	2116（42.20）	1407（28.10）	3.93
服务态度	151（3.00）	159（3.20）	1076（21.50）	2207（44.00）	1423（28.40）	3.92
设备条件	70（1.40）	295（5.90）	2116（42.20）	1784（35.50）	754（15.00）	3.57
房间舒适	90（1.90）	264（5.60）	1898（40.30）	1678（35.70）	774（16.50）	3.59
医药费用	162（3.20）	751（15.00）	2705（53.90）	1021（20.40）	375（7.50）	3.14
技术水平	52（1.00）	133（2.60）	1684（33.50）	2340（46.60）	817（16.30）	3.74
信任程度	74（1.60）	119（2.50）	1019（21.70）	2268（48.20）	1223（26.00）	3.95
总体满意度	102（2.00）	165（3.30）	1219（24.30）	2713（54.10）	812（16.20）	3.79

总体来看，住院患者对基层医疗机构所提供的住院医疗服务比较满意，选择比较满意和非常满意的住院患者比例合计为 70.30%。此外，西部样本农村地区住院患者对住院服务总体满意度处于一般与比较满意之间，得分为 3.79 分。住院患者对医药费用满意度得分最低，因此仍须进一步降低患者住院医药费用，提升满意度水平。

二、住院患者满意度回归分析

表 7-8 为住院患者住院服务满意度线性回归分析结果，其中因变量为住院服务总体满意度得分，自变量为住院服务各个方面的满意度得分情况。从表中可以看出，除征求意见满意度得分外，住院服务各项满意度得分均对住院服务的总体满意度有显著的正向影响。

表 7-8　住院患者住院服务满意度线性回归分析

模型	非标准化系数 b	非标准化系数 标准误	标准系数	t	P
（常量）	0.645	0.071		9.021	0.000
解释病情	0.129	0.017	0.131	7.712	0.000
征求意见	0.008	0.016	0.009	0.496	0.620
服务态度	0.162	0.012	0.189	13.741	0.000
设备条件	0.029	0.015	0.030	1.927	0.054

续表

模型	非标准化系数		标准系数	t	P
	b	标准误			
房间舒适	0.117	0.015	0.126	8.028	0.000
医药费用	0.078	0.012	0.083	6.578	0.000
技术水平	0.097	0.016	0.094	5.994	0.000
信任程度	0.212	0.013	0.218	15.973	0.000

$R^2=0.316$，方差分析显著性值 $P=0.000$

三、不同省区住院患者满意度分析

表 7-9 为不同省区住院患者住院服务满意度得分情况。均值检验显著性结果显示，住院服务各方面满意度得分在各省区间的分布具有显著性的差异。其中，除医药费用的满意度得分外，内蒙古住院服务各项满意度得分均排在各省区第一；西藏在医药费用方面的满意度最高；在解释病情、征求意见、服务态度、设备条件和技术水平方面，宁夏满意度最低；在信任程度方面，四川满意度最低。

表 7-9　不同省区住院患者住院服务满意度得分情况　　（单位：分）

省区	解释病情	征求意见	服务态度	设备条件	房间舒适	医药费用	技术水平	信任程度
甘肃	4.05	3.98	3.79	3.65	3.73	3.34	3.79	3.90
广西	3.84	3.69	3.91	3.52	3.51	2.87	3.63	3.91
贵州	4.20	4.14	4.21	3.69	3.80	3.29	3.96	4.13
内蒙古	4.47	4.34	4.23	4.04	4.03	3.15	4.13	4.28
宁夏	3.70	3.62	3.70	3.22	—	2.91	3.49	—
青海	3.96	3.79	3.74	3.39	3.36	3.14	3.59	3.83
陕西	4.18	4.08	4.14	3.66	3.67	3.17	3.90	4.05
四川	4.13	3.97	3.75	3.50	3.49	3.17	3.65	3.80
西藏	3.95	3.95	3.95	3.43	3.35	3.47	3.65	3.87
新疆	4.03	3.95	3.92	3.65	3.50	3.22	3.77	3.96
云南	3.86	3.76	3.87	3.39	3.41	3.02	3.65	3.84
P^*	0.000	0.000	0.000	0.000	0.000	0.000	0.000	0.000

*为不同省区住院患者住院服务满意度得分均值检验显著性值

从住院服务总体满意度得分来看，贵州和内蒙古得分最高，为 4.04 分和 3.99 分，总体处于比较满意的阶段，而宁夏和云南得分最低，为 3.64 分，其余各省区住院服务总体满意度得分差距都较小，见图 7-3。总体来看，西部各省区样本农村地区医疗机构住院服务满意度接近比较满意。

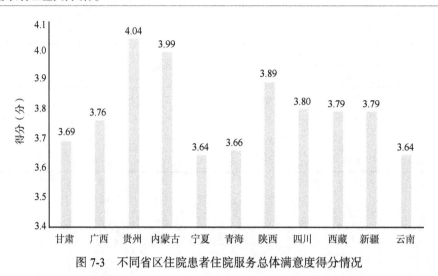

图 7-3　不同省区住院患者住院服务总体满意度得分情况

四、不同医疗机构住院患者满意度分析

表 7-10 为西部样本农村地区不同医疗机构住院患者住院服务满意度得分情况。从表中可以发现,住院服务 8 个方面的满意度得分在不同医疗机构间的分布都存在显著差异。可以发现,除医药费用的满意度得分外,县医院住院患者对住院服务各项的满意度得分在不同医疗机构中均为最高,而相对应的乡镇卫生院得分基本为最低,因为住院服务需要相对应的较高的医疗技术水平,这与医疗机构自身级别有很大关系。而从乡镇卫生院住院患者医药费用的满意度得分最高也可以发现,住院费用高低很大程度上取决于所在的医疗机构级别。

表 7-10　不同医疗机构住院患者住院服务满意度得分情况　　　　（单位：分）

医疗机构	解释病情	征求意见	服务态度	设备条件	房间舒适	医药费用	技术水平	信任程度
乡镇卫生院	3.90	3.79	3.78	3.43	3.52	3.33	3.61	3.85
妇幼保健院	4.12	4.03	3.99	3.61	3.50	3.20	3.83	3.86
中医院	4.02	3.88	3.96	3.52	3.61	2.99	3.74	4.01
县医院	4.15	4.06	4.00	3.73	3.71	3.01	3.84	4.05
P^*	0.000	0.000	0.000	0.000	0.000	0.000	0.000	0.000

*为不同医疗机构住院患者住院服务满意度得分均值检验显著性值

总体来看,不同医疗机构住院患者住院服务总体满意度得分不存在较大差异,其中县医院和妇幼保健院住院患者住院服务满意度得分最高,均为 3.86 分;其次为中医院,满意度得分为 3.85 分;乡镇卫生院住院患者住院服务满意度得分最低,为 3.66 分,见图 7-4。

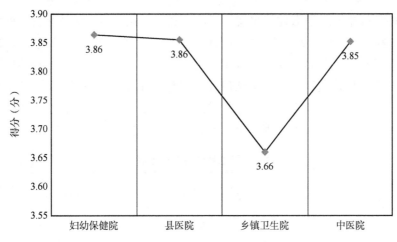

图 7-4　不同医疗机构住院患者住院服务总体满意度得分情况

五、不同省区不同医疗机构住院患者满意度分析

表 7-11 为不同省区不同医疗机构住院患者住院服务满意度得分情况。统计结果显示，乡镇卫生院住院服务满意度最高的省份为贵州，得分为 4.00 分；妇幼保健院、中医院满意度最高的省区为内蒙古，得分分别为 4.53 分、4.07 分；县医院满意度最高的省份为四川，得分为 4.12 分。乡镇卫生院住院服务满意度最低的省份为青海，得分 3.45 分；妇幼保健院与中医院住院服务满意度最低的省区为宁夏，得分分别为 3.43 分、3.66 分；县医院住院服务满意度最低的省区为广西，得分为 3.69 分。

表 7-11　不同省区不同医疗机构住院患者住院服务满意度得分情况　　　　　（单位：分）

省区	医疗机构类型			
	乡镇卫生院	妇幼保健院	中医院	县医院
甘肃	3.62	3.84	3.75	3.74
广西	3.69	3.81	3.88	3.69
贵州	4.00	—	4.01	4.11
内蒙古	—	4.53	4.07	3.84
宁夏	3.60	3.43	3.66	3.71
青海	3.45	3.96	3.97	—
陕西	3.86	3.89	3.94	3.86
四川	3.62	3.91	3.73	4.12
西藏	—	—	—	3.79
新疆	3.61	3.90	3.80	3.96
云南	3.58	3.45	3.77	3.72

综上所述，青海亟须提升乡镇卫生院的住院服务，宁夏在妇幼保健院与中医院住院服务满意度方面有待提升，广西在县医院住院服务方面有待加强。

此外，西部样本农村地区住院患者对住院服务仍存在一些不满意之处，见表7-12。其中，有38.70%的住院患者认为西部样本农村地区医疗机构的设备条件差，有29.69%的住院患者认为西部样本农村地区医疗机构的药品种类少，24.29%和23.43%的住院患者认为西部样本农村地区医疗机构看病手续烦琐和等候时间过长，另外还分别有15.69%、13.86%、7.71%、6.33%和4.64%的住院患者认为西部样本农村地区医疗机构存在医疗费用高、技术水平低、服务态度差、收费不合理和提供不必要服务等多种问题。

表 7-12　住院患者住院服务不满意情况

住院服务不满意方面	频数	个案占比（%）
设备条件差	1125	38.70
药品种类少	863	29.69
看病手续烦琐	706	24.29
等候时间过长	681	23.43
医疗费用高	456	15.69
技术水平低	403	13.86
服务态度差	224	7.71
收费不合理	184	6.33
提供不必要服务	135	4.64

第三节　样本农村地区医疗服务满意度归类分析

除上述分析外，本研究将门诊服务满意度、住院服务满意度的各维度归类为医疗机构因素和卫生人力因素两个层次进行分析，层次归类见表7-13。在对医疗服务满意度各维度进行两因素归类后，采用算数平均法分别计算医疗服务在医疗机构因素和卫生人力因素两层次的得分。

表 7-13　医疗服务满意度两层次因素分类

医疗服务	两层次因素	
	医疗机构因素	卫生人力因素
门诊医疗服务	①就诊路途时间；②医院候诊时间；③设备条件；④机构环境；⑤医药费用	①解释病情；②征求治疗方案；③服务态度；④技术水平
住院医疗服务	①设备条件；②房间舒适程度；③医药费用	①解释病情；②征求治疗方案；③服务态度；④技术水平；⑤信任程度

表7-14为医疗服务满意度两层次因素得分情况。统计结果显示，门诊医疗服务和住院医疗服务的医疗机构因素满意度得分均低于卫生人力因素满意度得分；门诊医疗服务医疗机构因素满意度得分和卫生人力因素满意度得分均低于住院医疗服务相应因素得分。

表 7-14　医疗服务满意度两层次因素得分情况　　　　　（单位：分）

医疗服务	两层次因素得分	
	医疗机构因素得分	卫生人力因素得分
门诊医疗服务	3.24	3.61
住院医疗服务	3.45	3.93

表 7-15 为不同省区医疗服务满意度两层次因素得分情况。统计结果显示，在不同省区，门诊医疗服务和住院医疗服务的医疗机构因素满意度得分情况也基本低于卫生人力因素满意度得分，且门诊医疗服务医疗机构因素和卫生人力因素满意度得分均低于住院医疗服务两因素满意度得分。其中，内蒙古门诊医疗服务的医疗机构因素满意度得分、卫生人力因素满意度得分和住院医疗服务的卫生人力因素满意度得分均为最高，而青海的门诊医疗服务的医疗机构因素满意度得分、卫生人力因素满意度得分和住院医疗服务的卫生人力因素满意度得分均为最低。在住院医疗服务满意度方面，甘肃医疗机构因素满意度得分最高，而云南最低。

综上所述，在门诊医疗服务方面，内蒙古的医疗机构因素和卫生人力因素方面的满意度在各个省区中最高，青海门诊医疗服务的医疗机构因素及卫生人力因素满意度最低，亟须加强；在住院服务方面，甘肃医疗机构因素满意度最高，内蒙古卫生人力因素满意度最高，云南在住院医疗服务的医疗机构因素方面亟待加强，青海在住院医疗服务的卫生人力因素方面提升空间最大。

表 7-15　不同省区医疗服务满意度两层次因素得分情况　　　　（单位：分）

省区	门诊医疗服务满意度得分		住院医疗服务满意度得分	
	医疗机构因素	卫生人力因素	医疗机构因素	卫生人力因素
甘肃	3.22	3.73	3.90	3.90
广西	3.11	3.55	3.30	3.80
贵州	3.34	3.73	3.60	4.13
内蒙古	3.66	4.06	3.75	4.30
宁夏	3.31	3.46	—	—
青海	3.06	3.23	3.29	3.79
陕西	3.33	3.63	3.50	4.07
四川	3.29	3.71	3.38	3.86
西藏	3.22	3.53	3.42	3.88
新疆	3.22	3.72	3.45	3.93
云南	3.14	3.41	3.27	3.80
P	0.000	0.000	0.000	0.000

表 7-16 为不同级别医疗机构医疗服务满意度两层次因素得分情况。统计结果显示，在不同级别医疗机构，门诊医疗服务和住院医疗服务的医疗机构因素满意度得分也均低于卫生人力因素满意度得分，且门诊医疗服务医疗机构因素和卫生人力因素满意度得分均低于住院医疗服务两因素满意度得分。其中，县医院住院医疗服务医疗机构因素和卫生人力因

素满意度得分均为最高。

表 7-16　不同级别医疗机构医疗服务满意度两层次因素得分情况　（单位：分）

卫生机构	门诊医疗服务满意度得分		住院医疗服务满意度得分	
	医疗机构因素	卫生人力因素	医疗机构因素	卫生人力因素
乡镇卫生院	3.28	3.62	3.43	3.79
妇幼保健院	3.20	3.64	3.45	3.97
中医院	3.22	3.59	3.39	3.95
县医院	3.21	3.59	3.50	4.04
P	0.000	0.175	0.000	0.000

第四节　小　　结

本章利用前期针对门诊患者和住院患者的问卷调查所收集的数据，从门诊服务、住院服务和门诊住院综合评价 3 个方面，整体分析与评价西部样本农村地区医疗服务患者满意度。

一、门 诊 服 务

从门诊服务总体满意度得分来看，内蒙古得分最高，为 4.09 分，总体处于比较满意的阶段，而云南得分最低，为 3.43 分，其余各省区门诊服务总体满意度得分差距都较小，西部各省区样本农村地区门诊服务满意度总体处于比较满意水平。从总体医疗机构门诊服务满意度得分来看，县医院门诊患者门诊服务满意度得分最低，仅为 3.54 分，这与患者对县医院医药费用的满意度低有直接关系，而妇幼保健院门诊服务总体满意度得分最高，为 3.66 分。从平均得分来看，样本门诊患者对门诊候诊时间与医药费用的满意度相对较低，得分仅为 3.12 分与 3.15 分，因此门诊服务方面仍须进一步缩短门诊候诊时间，降低门诊医药费用负担，提升患者满意度水平。

二、住 院 服 务

从住院服务总体满意度得分来看，贵州和内蒙古得分最高，为 4.04 分和 3.99 分，总体处于比较满意的阶段，而宁夏和云南得分最低，为 3.64 分，其余各省区住院服务总体满意度得分差距都较小，西部各省区样本农村地区住院服务满意度总体处于比较满意水平。不同医疗机构住院服务满意度得分无显著差异，其中县医院和妇幼保健院住院患者住院服务满意度得分最高，均为 3.86 分；其次为中医院，满意度得分为 3.85 分；乡镇卫生院住院患者住院服务满意度得分最低，为 3.66 分。从平均得分来看，住院患者对医药费用的满意度得分最低，仅为 3.14 分，因此亟须进一步降低住院患者的医药费用，提升满意度水平。

三、门诊服务与住院服务的综合评价

　　总体来看，样本患者对医疗服务满意度评价结果为，59.70%的样本患者对门诊医疗服务持满意态度，其中，55.30%的样本患者对门诊医疗服务卫生人力因素（解释病情、征求治疗方案、服务态度、技术水平）持满意态度，35.50%的样本患者对门诊医疗服务非卫生人力因素（就诊路途时间、医院候诊时间、设备条件、机构环境、医药费用）持满意态度；70.30%的样本患者对住院医疗服务持满意态度，其中，70.80%的样本患者对住院医疗服务卫生人力因素（解释病情、征求治疗方案、服务态度、技术水平、信任程度）持满意态度，43.30%的样本患者对住院医疗服务非卫生人力因素（设备条件、房间舒适程度、医药费用）持满意态度。门诊医疗服务和住院医疗服务的医疗机构因素满意度得分均低于卫生人力因素满意度得分，说明患者对卫生人力因素的满意度优于医疗机构因素的满意度，应将服务提升的重点放在医疗机构因素方面；门诊医疗服务医疗机构因素满意度得分和卫生人力因素满意度得分均低于住院医疗服务相应因素得分，说明门诊医疗服务的医疗机构因素和卫生人力因素相较于住院服务的相应因素，进一步提升的空间更大。

第八章

中国西部样本农村地区卫生人力政策满意度分析

第一节　卫生人力政策满意度总体描述性统计分析

一、不同省区卫生人力政策认知及政策总体满意度分析

1. 县级医疗机构

调查数据显示，县级医疗机构卫生工作者对卫生人力政策认知程度较高的省区主要包括宁夏、内蒙古及甘肃，陕西、云南及广西卫生工作者对卫生人力政策认知程度相对较低。政策总体满意度较高的省区包括甘肃、内蒙古、贵州，新疆、广西及陕西卫生工作者对卫生人力政策总体满意度较低。通过对比发现，卫生人力政策认知程度较高的省区，政策总体满意度较高，卫生人力政策认知程度较低的省区，政策总体满意度较低，卫生人力政策认知程度与卫生人力政策总体满意度呈正相关关系，见图8-1和图8-2。

2. 乡镇卫生院

调查数据显示，乡镇卫生院卫生工作者对卫生人力政策认知程度较高的省区主要包括宁夏、内蒙古及新疆，云南、广西卫生工作者对卫生人力政策认知程度显著低于其他省区。各省区乡镇卫生院卫生工作者的政策总体满意度基本保持一致，但广西卫生工作者对卫生人力政策总体满意度显著低于其他省区。和县级医疗机构相似，乡镇卫生院卫生工作者对卫生人力政策认知程度与卫生人力政策总体满意度在一定程度上呈现正相关关系，见图8-3和图8-4。

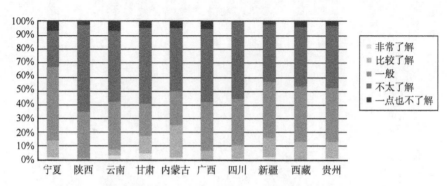

图8-1　县级医疗机构卫生工作者卫生人力政策认知情况省区间对比

青海数据缺失

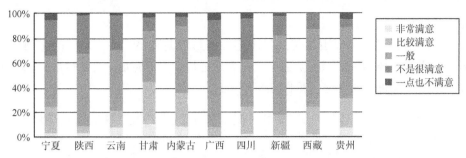

图 8-2　县级医疗机构卫生工作者卫生人力政策满意度省区间对比
青海数据缺失

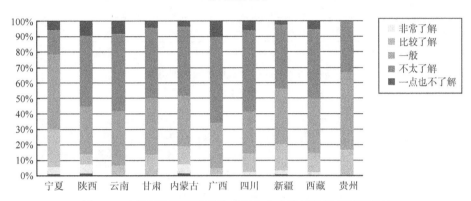

图 8-3　乡镇卫生院卫生工作者卫生人力政策认知省区间对比
青海数据缺失

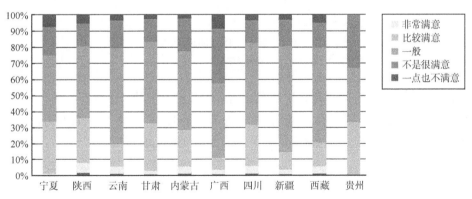

图 8-4　乡镇卫生院卫生工作者卫生人力政策满意度省区间对比
青海数据缺失

二、教育激励方面的满意度情况

1. 培训现状

从目前基层卫生机构培训情况看,仅有不足20%的卫生工作者认为当前培训机会充足,县级各类机构及乡镇卫生院均呈现同样的特征。西部省份县级医疗机构及乡镇卫生院卫生人员培训机会明显不足。宁夏、陕西、甘肃、西藏和贵州县级医疗机构卫生工作者认为培训机会"不充足"的比例较高,占比接近60%,四川、云南、新疆3省区样本县级医疗机构的培训机会相对较多。

相对于县级机构，乡镇卫生院卫生工作者认为培训机会"不充足"的比例更高。其中，云南、贵州的样本乡镇卫生院卫生工作者认为培训"不充足"占比接近70%。乡镇卫生工作者培训需要进一步加强，见图8-5和图8-6。

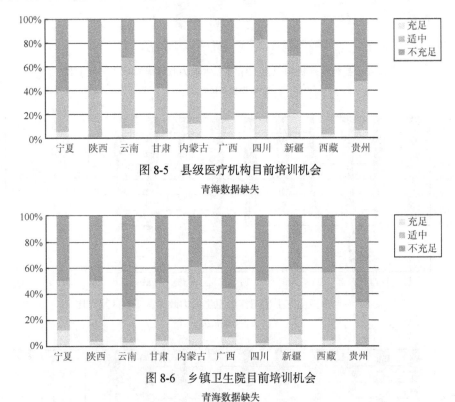

图8-5　县级医疗机构目前培训机会

青海数据缺失

图8-6　乡镇卫生院目前培训机会

青海数据缺失

另外，本研究从培训的平均培训次数、培训时间进一步分析培训现状。

（1）培训次数：以宁夏样本县级医疗机构为例，26.02%的卫生工作者回忆自己"从未参加"过任何培训。而表示参加过培训的卫生工作者也多是"每几年1次"和"每年1次"培训。其他"每半年1次"、"每季度1次"和"每月1次"的占比均接近甚至低于15%。数据分析结果表明，西部农村样本地区基层医疗机构卫生工作者总体培训机会较少，见图8-7。

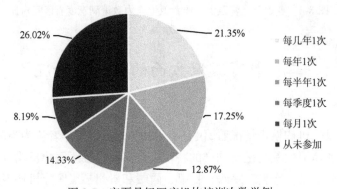

图8-7　宁夏县级医疗机构培训次数举例

（2）培训时间：以县级医疗机构为例，可以看出各省区间卫生工作者培训时间差异较大。陕西、西藏培训时间分布较为均匀，其他省区卫生工作者培训时间"不足1周"的比例最高，表明西部大部分省区县级医疗机构卫生工作者培训时间较短，见图8-8。

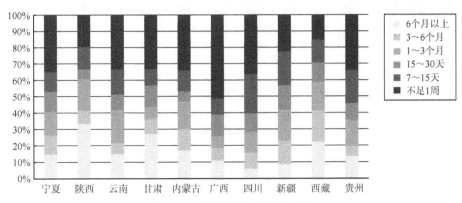

图 8-8　县级医疗机构培训时间

青海数据缺失

以宁夏县级医疗机构卫生工作者为例，培训时间"不足1周"的占比最高，超过40%。其他如培训时间"6个月以上"、"3～6个月"、"1～3个月"、"15～30天"、"7～15天"几个选项的占比相对较均匀。数据分析结果表明，县级医疗机构卫生工作者培训时间主要集中在1个月以内，见图8-9。

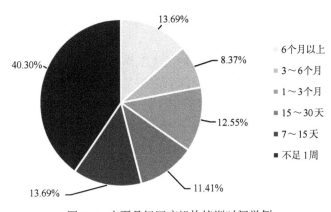

图 8-9　宁夏县级医疗机构培训时间举例

2. 培训动机

从各省区样本县乡医疗卫生机构卫生工作者培训动机调查结果来看，贵州卫生工作者首要培训动机是"提高理论水平"，其他省区县级医疗机构及乡镇卫生院卫生工作者大多以"加强基本功，提高医疗水平"为培训的主要动机。数据分析结果表明，"加强基本功，提高医疗水平"是目前西部各省区样本县乡医疗卫生机构的培训重点，见图8-10和图8-11。

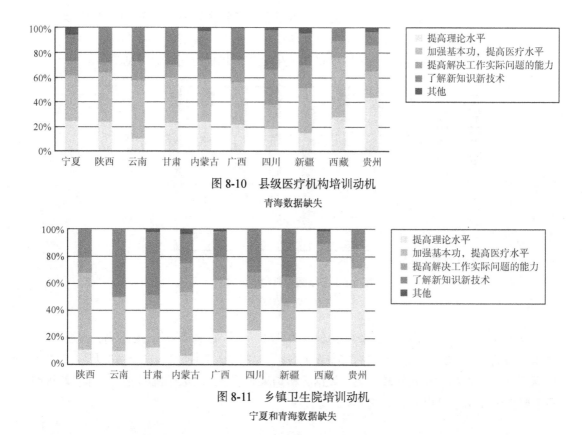

图 8-10　县级医疗机构培训动机
青海数据缺失

图 8-11　乡镇卫生院培训动机
宁夏和青海数据缺失

3. 培训意义及评价

（1）培训对职业发展的意义：被调查的卫生工作者对培训对职业发展的意义主要持肯定态度。以县级医疗机构为例，各省区样本县卫生工作者认为培训对其职业发展意义"非常大"的比例约为 50.00%，四川和西藏甚至接近 70.00%。仅有极少比例的卫生工作者认为培训对其职业发展"没有意义"。数据分析结果表明，各省区样本县级医疗卫生机构卫生工作者非常重视参加相关培训活动，见图 8-12。

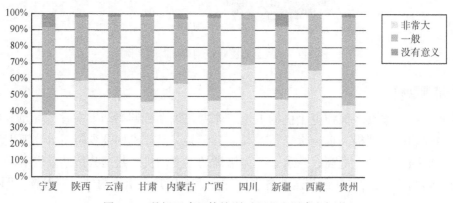

图 8-12　县级医疗机构培训对职业发展意义评价
青海数据缺失

（2）培训工作中存在的主要问题：本研究对培训工作进行评价，对培训中存在的主要问题进行选择时，被调查者面对9个可能选项（1缺乏实践、2时间太短、3培训速度过快、4形式化气氛太浓、5培训学非所用、6没有书本讲义、7重视不够、8课程内容太多、9重点无突出）。调查结果显示，各省区调查对象选择"缺乏实践"和"时间太短"两项平均占比最高，分别为30.04%、28.37%，表明培训工作中存在的主要问题为缺乏实践及培训时间太短，影响培训效果，见表8-1。

表 8-1　培训工作中存在的主要问题　　　　　　　　　　（单位：%）

省区	培训存在主要问题占比			
	缺乏实践	时间太短	培训速度过快	形式化气氛太浓
宁夏	20.40	26.10	5.10	10.20
陕西	25.70	28.40	5.40	2.70
云南	27.40	29.30	15.30	1.30
甘肃	34.40	20.50	3.30	8.60
内蒙古	35.20	22.70	3.10	6.20
广西	43.00	28.50	6.00	7.90
四川	37.10	44.80	3.80	2.90
新疆	30.80	24.10	11.30	6.80
西藏	17.10	28.60	2.90	1.90
贵州	29.30	30.70	4.70	6.00
各省区平均值	30.04	28.37	6.09	5.45

青海数据缺失。表中仅列出占比最高的四个主要问题。

因此，从教育激励中最主要的在岗培训和继续教育工作调查结果看，西部11省区样本农村地区县乡医疗卫生机构目前培训机会偏少，培训次数为"从未参加"和"每几年1次"的比例仍然较高，培训时间也较短。在对培训的意义和评价方面，大多数被调查的卫生工作者均肯定教育培训对职业发展的积极意义。基层卫生工作者的培训动机主要是"加强基本功，提高医疗水平"和"提高理论水平"、"提高解决实际问题的能力"。

三、管理激励方面的满意度分析

1. 离职意愿

在管理激励方面，重点分析"离职意愿"这一指标，从侧面考察基层卫生工作者的工作满意度。对于"是否想过离开本单位"这一问题，总体来看，平均有接近40%的卫生工作者考虑过离开本单位。乡镇卫生院卫生工作者离职意愿总体高于县级医疗机构，各省区之间差异较大。内蒙古、宁夏、甘肃、广西及贵州县级医疗机构卫生工作者离职意愿较高，广西、宁夏乡镇卫生院卫生工作者离职意愿较高。广西、宁夏县乡医疗机构卫生工作者离职情况需要重点关注，见图8-13和图8-14。

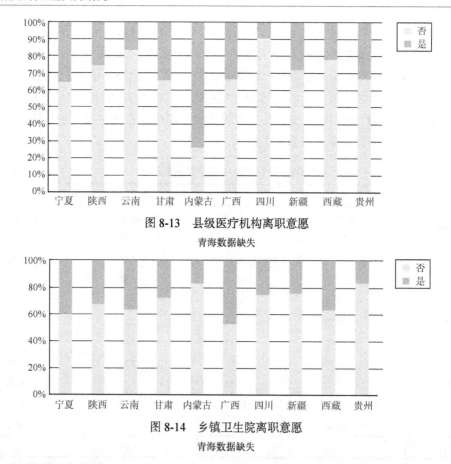

图 8-13　县级医疗机构离职意愿

青海数据缺失

图 8-14　乡镇卫生院离职意愿

青海数据缺失

2. 考虑离职的原因

调查数据显示，工资待遇差是西部各省区样本医疗机构卫生工作者最主要的离职原因，18.62%的卫生工作者因为工资待遇差考虑离职。另外，乡镇卫生院卫生工作者选择"个人价值得不到体现"作为离职原因的比例明显高于县级医疗机构。数据分析结果表明，工资待遇无法满足西部各省区样本医疗机构卫生工作者需求，乡镇卫生院卫生工作者的个人价值需要重点关注，见表 8-2 和表 8-3。

表 8-2　样本县级医疗机构离职原因选择　　　　　　　　（单位：%）

省区	考虑离职的主要原因占比				
	工资待遇差	个人价值得不到体现	工作压力大	晋升机会少个人发展空间小	培训机会少个人能力得不到提高
宁夏	28.00	1.90	3.80	3.20	1.30
陕西	9.50	5.40	0.00	8.10	4.10
云南	12.70	2.50	1.30	0.00	0.00
甘肃	20.50	5.30	2.60	13.30	0.00
内蒙古	25.00	3.90	0.80	0.00	0.80
广西	27.80	4.60	5.30	1.30	0.00
四川	3.80	4.80	0.00	0.00	0.00
新疆	25.60	0.80	0.00	0.80	0.80

续表

省区	考虑离职的主要原因占比				
	工资待遇差	个人价值得不到体现	工作压力大	晋升机会少个人发展空间小	培训机会少个人能力得不到提高
西藏	8.60	4.80	0.00	2.90	2.90
贵州	24.70	2.00	4.00	1.30	0.70
各省区平均值	18.62	3.60	1.78	3.09	1.06

青海数据缺失

表 8-3　样本乡镇卫生院离职原因选择　　　　　（单位：%）

省区	考虑离职的主要原因占比				
	工资待遇差	个人价值得不到体现	工作压力大	晋升机会少个人发展空间小	培训机会少个人能力得不到提高
宁夏	30.10	5.30	0.00	11.50	0.90
陕西	16.50	10.10	3.70	2.80	5.50
云南	26.90	3.70	0.70	2.20	0.00
甘肃	11.80	5.40	1.00	3.00	3.00
内蒙古	7.10	0.90	0.00	0.50	0.00
广西	40.90	4.40	3.10	1.80	2.20
四川	19.10	4.10	1.60	0.40	0.00
新疆	16.00	2.50	0.80	2.50	0.80
贵州	22.20	5.90	1.80	1.40	0.50
各省区平均值	21.18	4.74	1.41	2.90	1.43

青海和西藏数据缺失

四、财政激励

1. 收入水平及相对满意度

（1）收入水平：以县级医疗机构为例，卫生工作者月收入主要集中于 2000～3999 元，其中，宁夏、广西、新疆卫生工作者中月收入超过 4000 元的比例较高，其他省区卫生工作者月收入超过 4000 元的比例较低。总体来看，西部各省区卫生工作者收入水平基本保持一致，见图 8-15。

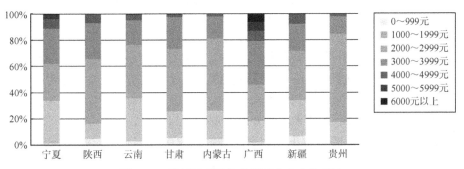

图 8-15　县级医疗机构各省区收入占比对比

青海、四川、西藏数据缺失

（2）相对收入满意度：本研究从内部和外部两个维度对收入满意度进行对比。

1）单位内部相对收入满意度：调查数据显示，县乡两级卫生工作者单位内部相对收入满意度均以"一般"和"不太满意"为主，40%左右的卫生工作者对单位内部相对收入"不太满意"或"很不满意"。乡镇卫生院单位内部相对收入满意度高于县级医疗机构，各省区之间差异较大。四川县级医疗机构内部相对收入满意度明显高于其他省区，陕西、贵州及云南满意度较低。宁夏、陕西及内蒙古乡镇卫生院单位内部相对收入满意度较高，广西、云南及贵州乡镇卫生院单位内部相对满意度较低。数据分析结果表明，贵州和云南县乡各机构的单位内部相对收入满意度都较低，值得当地政府和卫生行政部门重视，见图 8-16 和图 8-17。

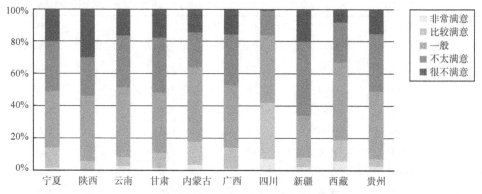

图 8-16　县级医疗机构单位内部相对收入满意度

青海数据缺失

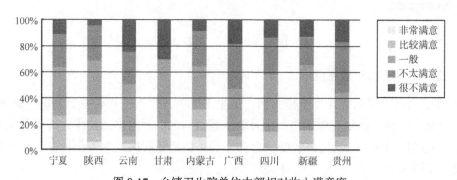

图 8-17　乡镇卫生院单位内部相对收入满意度

青海、西藏数据缺失

2）相对同地区同级别其他医疗卫生机构收入满意度：卫生工作者收入满意度，不仅有单位内部的相对收入满意度，还要考虑行业内及行业间的相对收入满意度。本研究主要考察相对同地区同级别其他医疗卫生机构的收入满意度，可以看出各机构卫生工作者行业内部同级别医疗卫生机构相对收入满意度的各省区之间的差异。

调查数据显示，县乡两级卫生工作者相对同地区同级别其他医疗卫生机构收入满意度均以"一般"和"不太满意"为主，50%左右的县乡两级卫生工作者对机构间相对收入"不太满意"或"很不满意"。乡镇卫生院相对收入满意度与县级医疗机构总体上基本一致，但各省区之间差异较大。四川、西藏及内蒙古县级医疗卫生机构的机构间相对收入满意度较高，陕西、贵州及云南县级医疗卫生机构的机构间相对收入满意度较低。各省区样本乡镇卫生院中，内蒙古、陕西和宁夏满意度较高，广西、云南及贵州满意度较低。数据分析结果表明，贵州、云南县乡医疗机构卫生工作者单位内部相对收入满意度及机构间相对收入满意度都处于西部各省区最低水平，亟须提高卫生工作者收入水平，见图 8-18 和图 8-19。

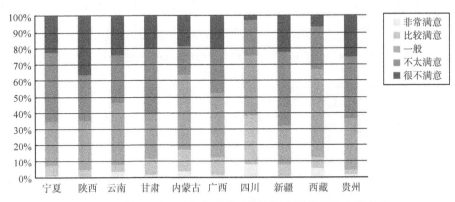

图 8-18 县级医疗卫生机构行业内部同级别机构间收入满意度

青海数据缺失

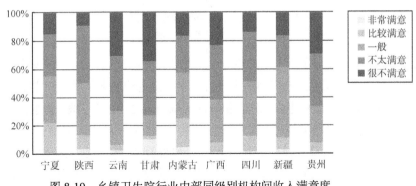

图 8-19 乡镇卫生院行业内部同级别机构间收入满意度

青海、西藏数据缺失

2. 单位激励机制

（1）单位激励机制合理性评价：本研究对单位的激励机制设置了合理程度的 5 个选项。将县级医疗机构、乡镇卫生院分类进行作图，将各省区间的单位激励机制合理性评价进行横向对比。总体来看，县乡两级卫生工作者对单位激励机制合理性评价均以"一般"为主，超过 30%左右的卫生工作者认为激励机制"不太合理"或"很不合理"。乡镇卫生院卫生工作者对单位激励机制合理性评价高于县级医疗机构。四川县级医疗机构卫生工作者对单位激励机制合理性评价显著高于其他省区，宁夏、青海及陕西较低。陕西、宁夏及内蒙古乡镇卫生院卫生工作者对单位激励机制合理性评价较高，云南、广西及贵州较低。陕西、广西及四川县乡两级卫生工作者对单位激励机制合理性评价差异较大，需要建立更为公平合理的激励机制，见图 8-20 和图 8-21。

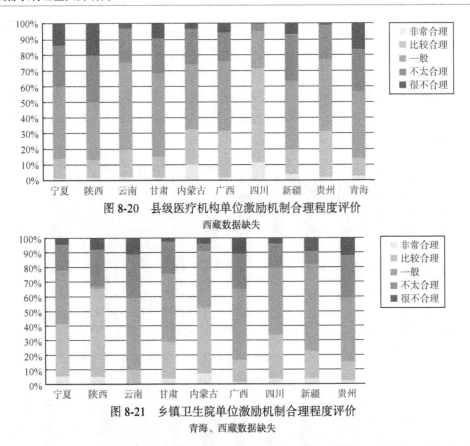

图 8-20　县级医疗机构单位激励机制合理程度评价
西藏数据缺失

图 8-21　乡镇卫生院单位激励机制合理程度评价
青海、西藏数据缺失

（2）单位激励机制对卫生工作者积极性的调动情况：本研究对单位现有激励机制的激励作用，即对卫生工作者积极性的调动情况进行考察，以更清楚地了解客观需求。总体来看，县乡两级医疗机构激励机制对卫生工作者积极性的调动情况均以"一般"为主，平均有30%的卫生工作者认为单位的激励机制对工作积极性的调动"作用不大"或"没有作用"。除个别省区外，乡镇卫生院单位激励机制对卫生工作者积极性的调动作用优于县级医疗卫生机构。四川县级医疗机构单位激励机制对卫生工作者积极性的调动作用显著优于其他省区，陕西、新疆及云南的调动作用不明显。陕西、四川及内蒙古乡镇卫生院激励机制对卫生工作者积极性的调动作用较为明显，云南、广西及贵州的调动作用不明显。四川、内蒙古样本机构激励机制对卫生工作者积极性的调动作用较好，贵州、云南激励机制亟须完善，见图8-22和图8-23。

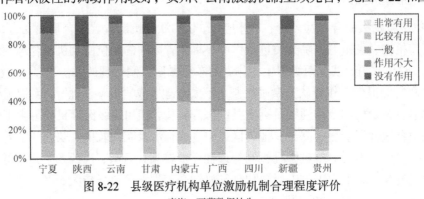

图 8-22　县级医疗机构单位激励机制合理程度评价
青海、西藏数据缺失

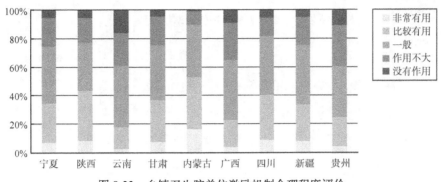

图 8-23　乡镇卫生院单位激励机制合理程度评价

青海、西藏数据缺失

3. 付出与回报满意度

本研究通过付出与回报的公平性判断指标及工作量与报酬的满意度指标分析卫生工作者付出与回报的满意度。

（1）付出与回报公平性：调查数据显示，县乡两级医疗机构卫生工作者认为付出与回报公平性以"一般"与"不太公平"为主，超过 40% 的卫生工作者认为付出与回报公平性为"不太公平"或"很不公平"。除个别省区处，乡镇卫生院卫生工作者付出与回报公平性普遍高于县级医疗机构。四川、内蒙古及贵州县级医疗机构付出与回报公平性较高，陕西、宁夏及甘肃相对较低。陕西、宁夏及内蒙古乡镇卫生院卫生工作者付出与回报公平性较高，云南、广西及贵州较低。数据分析结果表明，较大比例的卫生工作者认为付出与回报公平性较低，自身工作的付出和回报不成正比。陕西、宁夏县乡两级付出与回报公平性差异较大，亟须提高县级医疗机构卫生工作者付出与回报公平性，见图 8-24 和图 8-25。

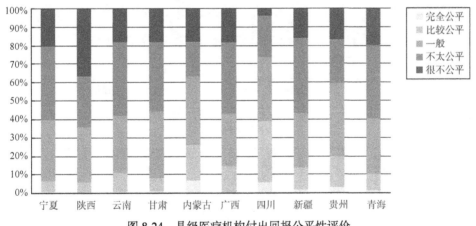

图 8-24　县级医疗机构付出回报公平性评价

西藏数据缺失

（2）报酬与工作量比较的满意度：调查数据显示，基层卫生工作者（主要是医生和护士）工作量较大，周工作时间较长。相对于较重的工作负荷，基层卫生工作者普遍认为其报酬难以让人满意。调查数据显示，总体上接近 50% 的卫生工作者认为报酬与工作量相比"不太满意"或"非常不满意"。乡镇卫生院报酬与工作量比较的满意度与县级医疗机构总体上基本一致，但各省区之间差异较大。四川、内蒙古及新疆县级医疗机构的机构间相对

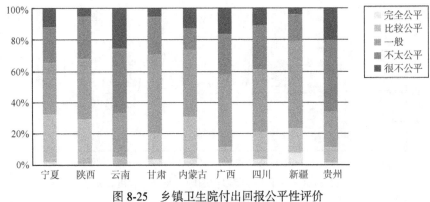

图 8-25　乡镇卫生院付出回报公平性评价
青海、西藏数据缺失

收入满意度较高，陕西、甘肃及云南满意度较低。各省区乡镇卫生院中，内蒙古、陕西和宁夏满意度较高，云南、广西及贵州满意度较低。数据分析结果表明，云南县乡医疗机构卫生工作者报酬与工作量比较的满意度均处于西部各省区最低水平，需要重点关注，见图 8-26 和图 8-27。

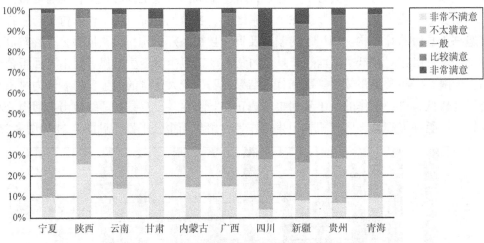

图 8-26　县级医疗机构相对工作量的报酬满意度
西藏数据缺失

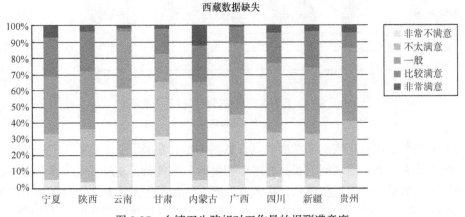

图 8-27　乡镇卫生院相对工作量的报酬满意度
青海、西藏数据缺失

五、个人及专业支持方面的满意度

对个人及专业支持方面的满意度，重点通过居住条件满意度、执业环境满意度和工作提升机会满意度 3 个方面来阐述和解释。

1. 居住条件满意度

调查数据显示，县乡两级医疗机构卫生工作者对居住条件以"一般"与"不太满意"为主，平均 30%的卫生工作者对居住条件满意。乡镇卫生院居住条件满意度与县级医疗机构总体上基本一致，但各省区之间有差异。四川、新疆及内蒙古县级医疗机构卫生工作者对居住条件满意度较高，云南、贵州及西藏相对较低。陕西、宁夏及内蒙古乡镇卫生院卫生工作者对居住条件满意度较高，云南、广西及贵州较低。数据分析结果表明，较大比例的卫生工作者对居住条件仍不满意，需要进一步改善基层卫生工作者居住条件，见图 8-28 和图 8-29。

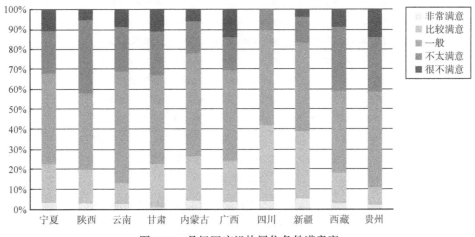

图 8-28　县级医疗机构居住条件满意度

青海数据缺失

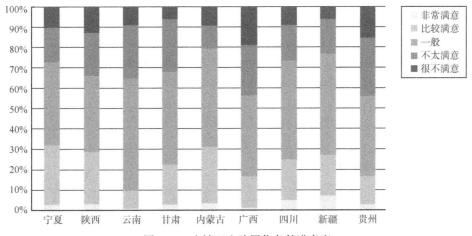

图 8-29　乡镇卫生院居住条件满意度

青海、西藏数据缺失

2. 执业环境满意度

在医疗行业，执业环境问题逐渐得到更广泛的关注，本研究考察了专业支持的另一项指标——基层卫生工作者执业环境满意度情况。调查数据显示，县乡两级医疗机构卫生工作者对执业环境以"一般"与"比较满意"为主，平均40%的卫生工作者对执业环境满意。乡镇卫生院居住条件满意度略高于县级医疗机构。四川、新疆及内蒙古县级医疗机构卫生工作者对执业环境满意度较高，甘肃执业环境满意度显著低于其他省区。陕西、广西及内蒙古乡镇卫生院卫生工作者对执业环境满意度较高，云南、甘肃较低。数据分析结果表明，甘肃、云南县乡医疗机构卫生工作者对执业环境满意度均处于西部各省区最低水平，需要重点关注，见图8-30和图8-31。

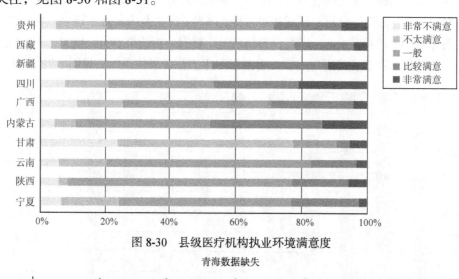

图8-30　县级医疗机构执业环境满意度
青海数据缺失

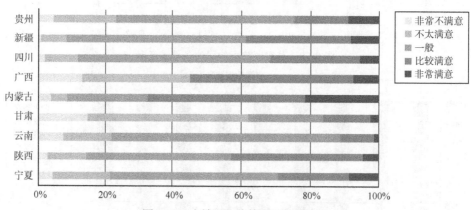

图8-31　乡镇卫生院执业环境满意度
青海、西藏数据缺失

3. 工作提升机会满意度

调查数据显示，县乡两级医疗机构卫生工作者对工作提升机会以"一般"与"不太满意"为主，除个别省区外，平均仅有不足20%的卫生工作者对工作提升机会满意。县级医疗机构工作提升机会满意度略高于乡镇卫生院，各省区之间差异较大。四川、新疆及内蒙古县级医疗机构工作提升机会满意度显著高于其他省区，甘肃、云南及陕西工作提升机会满意度显著低于其他省区。四川、宁夏、新疆及内蒙古乡镇卫生院卫生工作者对工作提升机会满意度较高，云南显著低于其他省区。数据分析结果表明，甘肃、云南县乡医疗机构卫生工作者对工作提升机会满意度均处于西部各省区最低水平，未能有效满足卫生工作者工作提升机会需求，见图 8-32 和图 8-33。

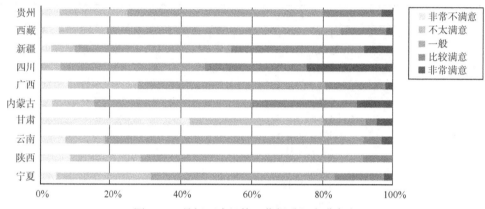

图 8-32　县级医疗机构工作提升机会满意度

青海数据缺失

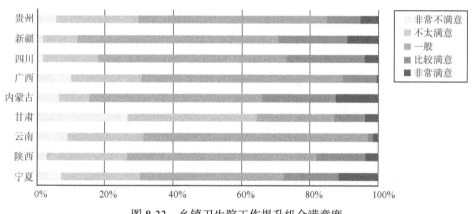

图 8-33　乡镇卫生院工作提升机会满意度

青海、西藏数据缺失

第二节　卫生工作者对卫生人力政策满意度差异分析

本节探讨不同的卫生工作者个人背景对于卫生人力政策满意度是否有显著差异。通过性别、年龄、执业类别（如医师和护士）、专业技术职务来考察不同背景下的满意度情况。

一、医疗机构

1. 县级医疗机构

将卫生工作者不同背景指标进行变量定义和分类，然后分别按照不同背景下满意度的分布数据做卡方检验。从分析结果中可以看出，11 省区农村样本地区县级医疗机构卫生工作者性别、专业技术职称不同组间的满意度差异无明显的统计学意义。但是在年龄、学历、医师内部执业类别分组间的满意度分别具有统计学意义，见表 8-4。

表 8-4　样本县级医疗机构卫生工作者不同背景与满意度指标卡方检验结果

变量	变量定义	χ^2值	P
性别	1=男	7.082	0.132
	2=女		
年龄	18≤y<25，1	28.365	0.029**
	25≤y<35，2		
	35≤y<45，3		
	45≤y<55，4		
	55≤y<65，5		
学历	1=大学本科	20.102	0.01**
	2=大专		
	3=中专/技校		
执业类别	医师=1，护士=2	1.748	0.782
	医师	21.086	0.007**
	1=执业医师		
	2=执业助理医师		
	3=见习医师		
	护士	7.510	0.111
	1=注册护士		
	2=助产士		
专业技术职称	1=正高	23.591	0.261
	2=副高		
	3=中级		
	4=师级/助理		
	5=士级		
	9=待聘		

**双侧检验，检验水平 α= 0.05

（1）年龄：被调查的卫生工作者年龄分布为 18～64 周岁。对年龄的分组及定义见表 8-4。卡方检验发现卫生工作者年龄分组间的满意度差异有统计学意义（$P<0.05$）。同时，比较均值发现，18～24、45～55 和 55～65 年龄组卫生工作者的卫生人力政策满意度均值较高。这是因为 18～24 周岁年轻人大部分刚跨出校门进入工作单位，尽管工资收入较低，但可能由于自身压力较小，知识学习和经验积累还处在起始阶段，因而满意度相对较高；而 55～65 高年龄组的卫生工作者接近退休年龄，对工作期望不高，所以对工作满意度较高。从第 2 年龄组到第 4 年龄组，随着工作年限的增加，西部样本农村地区卫生工作者卫生人力政策的满意度也逐渐升高，见表 8-5。

表 8-5　县级医疗机构各年龄组满意度均值

组别	第 1 组（18≤y<25）	第 2 组（25≤y<35）	第 3 组（35≤y<45）	第 4 组（45≤y<55）	第 5 组（55≤y<65）
满意度均值	3.083 3	2.784 1	2.839 8	3.084 9	3.083 3

（2）学历：被调查的农村基层卫生工作者研究生学历、高中及以下学历由于样本数量太少，未纳入卡方检验。按照学历层次定义指标：1=大学本科，2=大专，3=中专/技校。卡方检验的结果显示，不同学历层次背景的卫生工作者卫生人力资源政策满意度差异具有显著的统计学意义。比较不同学历的满意度均值，大学本科学历卫生人力政策满意度相对最低，大专学历组满意度相对最高，见表8-6。

表8-6　县级医疗机构卫生工作者学历分组满意度均值

组别	第1组（大学本科）	第2组（大专）	第3组（中专/技校）
满意度均值	2.972 0	3.161 2	3.080 6

（3）执业类别：首先，医师、护士简单分组分析发现，医师和护士的卫生人力政策满意度差异无统计学意义；其次，在医师组中，分析医师执业类别（1=执业医师，2=执业助理医师，3=见习医师）的满意度差异，发现其差异具有显著性统计学意义（$P<0.05$）。比较均值发现，见习医师的满意度和执业助理医师的满意度高于执业医师。这一结论的可能原因是执业医师随着医师资格的考取和经验积累，对工作的期望值也逐渐提高，在一定程度上导致满意度降低，见表8-7。

表8-7　县级医疗机构卫生工作者医师执业类别分组满意度均值

组别	第1组（执业医师）	第2组（执业助理医师）	第3组（见习医师）
满意度均值	2.965 3	3.369 5	3.187 5

2. 乡镇卫生院

同上述步骤，将乡镇卫生院卫生工作者不同背景指标进行变量定义和分类，然后分别按照不同背景下满意度的分布数据做卡方检验。乡镇卫生院卫生工作者卫生人力政策满意度分组差异对比结果显示，年龄组之间、学历之间及医师护士之间满意度差异均具有统计学意义，见表8-8。

①年龄组（1-3.087 7，2-2.984 0，3-3.010 4，4-3.107 4，5-3.285 7）：55~64岁年龄组满意度最高，其次是45~54岁年龄组；②学历（2-3.070 1，3-2.930 9，4-3.083 1）：大学本科学历和中专学历卫生工作者满意度较高，而大专组满意度相对较低；③医师护士之间，医师（3.0253）高于护士（2.9152）。

表8-8　样本乡镇卫生院卫生工作者不同背景与满意度指标卡方检验结果

变量	变量定义	χ^2值	P
性别	1=男	5.154	0.272
	2=女		
年龄	$18 \leqslant y < 25$，1	29.945	0.018**
	$25 \leqslant y < 35$，2		
	$35 \leqslant y < 45$，3		
	$45 \leqslant y < 55$，4		
	$55 \leqslant y < 65$，5		

续表

变量	变量定义	χ^2值	P
学历	1=大学本科	13.638	0.092[*]
	2=大专		
	3=中专/技校		
执业类别	医师=1，护士=2	18.912	0.01[**]
	医师	10474	0.233
	1=执业医师		
	2=执业助理医师		
	3=见习医师		
	护士	—	—
	1=注册护士		
	2=助产士		
专业技术职务	1=正高	9.220	0.648
	2=副高		
	3=中级		
	4=师级/助理		
	5=士级		
	9=待聘		
	0=无职称		

*显著水平为 0.1，**显著水平为 0.05；助产士样本数据缺失导致数量过少，卡方结果忽略

二、不同省区卫生工作者满意度对比

数据分析结果显示，样本县级医疗机构及乡镇卫生院 11 省区之间卫生工作者的满意度差异具有统计学意义（县级医疗机构：χ^2=120.929，P＜0.05；乡镇卫生院：χ^2=159.510，P＜0.01）。比较各省区县级医疗机构卫生工作者满意度均值发现，甘肃最高，其次为内蒙古，广西卫生人力政策满意度最低。比较各省区乡镇卫生院卫生工作者满意度均值发现，西藏最高，陕西次之，广西最低。县乡对比来看，广西县乡两级卫生工作者的满意度均为西部最低，甘肃、贵州县级医疗机构卫生工作者满意度明显高于乡镇卫生院，陕西、四川乡镇卫生院卫生工作者满意度明显高于县级医疗机构。见表 8-9 和表 8-10。

表 8-9 不同省区县级医疗机构卫生工作者满意度差异对比

省区	满意度均值	排序
甘肃	3.360 6	1
内蒙古	3.310 0	2
贵州	3.227 8	3
西藏	3.129 6	4
青海	3.125 0	5
新疆	2.977 1	6

续表

省区	满意度均值	排序
云南	2.969 7	7
宁夏	2.875 0	8
四川	2.851 3	9
陕西	2.770 0	10
广西	2.669 1	11

表 8-10　不同省区乡镇卫生院卫生工作者满意度差异对比

省区	满意度均值	排序
西藏	3.914 3	1
陕西	3.184 8	2
四川	3.158 4	3
甘肃	3.152 4	4
内蒙古	3.081 1	5
云南	3.018 5	6
宁夏	3.011 1	7
贵州	3.000 0	8
新疆	2.948 7	9
广西	2.631 6	10

青海数据缺失

第三节　样本农村地区卫生工作者工作满意度因子分析

在对卫生人力资源政策认知度和满意度的描述性分析之后,运用因子分析法对西部 11 省区样本农村地区卫生工作者工作满意度进行进一步分析。工作满意度也是卫生人力政策满意度和需求分析的一个重要内容。将多个满意度因子归纳为几个公因子,并结合因子得分系数矩阵可得出工作满意度的总体水平。同时,利用四分图模型可以看出不同机构卫生工作者满意度因子属性,判断亟待改进的因子。

一、各类机构因子分析

1. 县级医疗机构

基于工作满意度理论,本研究通过探索性的因子分析结合重要因素推导模型,从满意度分析视角研究影响西部偏远地区卫生工作者吸引和保留的主要影响因素和政策方向。运用工作满意度量表作为测量工具对偏远地区基层卫生工作者满意度进行测量,在两轮专家咨询基础上共筛选设计了 18 项指标,见表 8-11。

表 8-11　样本农村地区卫生工作者工作满意度量表指标

工作满意度因子指标		
X_1 单位内部收入满意度	X_7 领导重视程度	X_{13} 工作量报酬对比
X_2 同级医疗机构间收入满意度	X_8 上级对待方式	X_{14} 工作能力提升机会
X_3 居住条件满意度	X_9 管理决策	X_{15} 工作决策自由度
X_4 激励机制满意度	X_{10} 工作稳定度	X_{16} 职业环境
X_5 薪酬体系满意度	X_{11} 能力发挥	X_{17} 工作成就感
X_6 工作充实程度	X_{12} 政策实施	X_{18} 同事间关系

分析结果显示,满意度问卷的18项指标的克龙巴赫α系数(Cronbach's alpha coefficient)为 0.932,大于 0.7,可以判定满意度调查问卷具有较高的信度。效度分析主要包括表面效度、内容效度和结构效度。问卷通过组织专家审核,认为具有良好的表面效度和内容效度。因子分析的 KMO(Kaiser-Meyer-Olkin)统计量和 Bartlett 球形检验结果可说明问卷的结构效度。统计结果显示量表 KMO 值为 0.841,Bartlett's 近似卡方值为 5775.077($P < 0.01$),说明问卷具有良好的结构效度,且适合做因子分析。

(1)因子分析过程及结果:公因子提取的方法采用主成分分析法(按特征值大于 1 标准提取),旋转方法采用最大方差正交旋转法。在因子分析过程中,剔除因子载荷小于 0.4 或者聚合不是很好且实际意义较弱的项目。多次重复因子分析过程,最终18项指标全部纳入,共提取 3 个公因子,累计解释方差为 65.12%,因子分析解释效果较好,能够解释大部分因子信息。

根据旋转后的因子载荷矩阵,可以认为公因子 1 表示管理政策及实施(包括指标 X_6、X_8、X_{11}、X_9、X_7、X_{10}、X_{12});公因子 2 表示工作成就及职业发展(包括指标 X_{17}、X_{16}、X_{15}、X_{14}、X_{18}、X_{13});公因子 3 表示工作付出及回报(包括指标 X_2、X_1、X_5、X_4、X_3)。解释方差、旋转后因子成分矩阵及因子得分系数矩阵见表 8-12、表 8-13、表 8-14。

表 8-12　因子解释的总方差

公因子	初始特征值	旋转后特征值	旋转后解释方差	因子解释的累计总方差
1	7.860	4.666	25.923	25.923
2	2.305	3.892	21.624	47.548
3	1.558	3.163	17.574	65.121

表 8-13　旋转后因子成分矩阵

指标	公因子 1	公因子 2	公因子 3
上级对待方式	0.798		
能力发挥	0.795		
管理决策	0.786		
领导重视程度	0.780		
工作稳定度	0.777		
政策实施	0.754		
工作充实程度	0.645		
工作成就感		0.816	

续表

指标	公因子 1	公因子 2	公因子 3
职业环境		0.770	
工作决策自由度		0.768	
工作能力提升机会		0.747	
同事间关系		0.731	
工作量报酬对比		0.661	
同级医疗机构间收入满意度			0.826
单位内部收入满意度			0.813
薪酬体系满意度			0.751
激励机制满意度			0.739
居住条件满意度			0.574

因子提取采用主成分分析法；因子旋转采用具有 Kaiser 标准化的正交旋转法

表 8-14 成分得分系数矩阵

指标	成分		
	1	2	3
单位内部收入满意度	−0.054	−0.042	0.300
同级医疗机构间收入满意度	−0.038	−0.065	0.307
居住条件满意度	−0.029	−0.028	0.207
激励机制满意度	−0.014	−0.047	0.260
薪酬体系满意度	−0.060	−0.004	0.267
工作充实程度	0.192	−0.064	−0.054
领导重视程度	0.215	−0.072	−0.020
上级对待方式	0.219	−0.075	−0.013
管理决策	0.217	−0.086	0.005
工作稳定度	0.225	−0.076	−0.044
能力发挥	0.227	−0.075	−0.039
政策实施	0.213	−0.081	−0.014
工作量报酬对比	−0.075	0.202	0.058
工作能力提升机会	−0.063	0.235	0.003
工作决策自由度	−0.061	0.252	−0.038
职业环境	−0.094	0.269	−0.017
工作成就感	−0.085	0.287	−0.054
同事间关系	−0.100	0.283	−0.074

（2）应用因子得分系数确定问卷中各指标的权重：因子分析得到的因子变量是正交、相互独立的。各因子对满意度的影响大小不同，可应用因子分析确定问卷中各指标的权重，对各项指标进行赋权，获得满意度综合评分。

根据因子得分系数矩阵，可建立相应的因子得分模型：

$$F_j = \sum_{i=1}^{n} f_{iX_i} \tag{8-1}$$

式中，F_j 表示公因子，j 取（0，k），k 为公因子个数；f_i 表示因子得分系数，X_i 表示各指标变量，i 取（0，n），n 为因子模型指标个数。

本例中，即

$$F_1 = -0.054X_1 - 0.038X_2 - 0.029X_3 - 0.014X_4 + \cdots - 0.085X_{17} - 0.100X_{18}$$
$$F_2 = -0.042X_1 - 0.065X_2 - 0.028X_3 - 0.047X_4 + \cdots + 0.287X_{17} + 0.283X_{18}$$
$$F_3 = 0.300X_1 + 0.307X_2 + 0.207X_3 + 0.260X_4 + \cdots - 0.054X_{17} - 0.074X_{18}$$

以各公因子方差贡献率占总方差贡献率的比重作为权重进行加权汇总，得出基层卫生工作者满意度综合得分：

$$F = (25.923\%F_1 + 21.624\%F_2 + 17.574\%F_3) / 65.121\%$$

将 $F_1 \sim F_3$ 代入，进一步得到最终得到因子总得分模型。根据综合因子得分模型中各指标系数确定原模型中各指标的实际权重，即 X_i 的实际权重

$$W_i = \frac{C_i}{\sum_{i=1}^{n} C_i} \tag{8-2}$$

式中，C_i 为综合因子得分模型中 X_i 的系数；n 是模型指标个数，本例中 $n=18$。加权汇总后，得到西部 11 省区县级医疗机构卫生工作者综合满意度平均得分为 3.114 257 分。

（3）基层卫生工作者工作激励因素四分图模型：四分图模型又称为重要因素推导模型，是一种定量和定性相结合的诊断模型。满意度测量的 18 项指标散布在这 4 个象限中，每个象限代表不同的"重要度"和"满意度"的组合。以满意度综合计算平均得分和权重均值，设置 X、Y 轴两条参考线，形成的 A、B、C、D 4 个区域分别代表优势区、改进区、机会区和维持区，由此可分析推断有关部门应采取的不同措施和政策。图 8-34 为 11 省区样本县级医疗机构四分图模型。

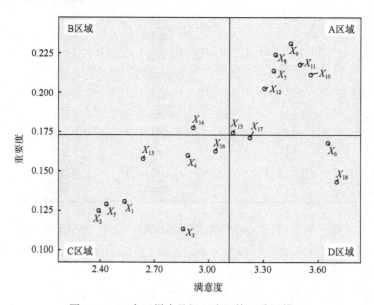

图 8-34　11 省区样本县级医疗机构四分图模型

从总体来看，X_7、X_8、X_9、X_{10}、X_{11}、X_{12} 等指标（即公因子 1）的满意度较高，重要度也较高，值得肯定但需要继续维护；X_1、X_2、X_3、X_4、X_5、X_{13}、X_{14}、X_{16} 等指标均位于满意度较低的区域，尤其是 X_{14} 指标位于满意度低且重要度高的 B 区域，需要重点关注并进行改进；X_{15}、X_{17} 指标满意度处于平均水平，X_6、X_{18} 等指标的满意度相对较高，同样需要继续保持。

数据分析结果表明，县级医疗机构卫生工作者对领导重视程度、上级对待方式、管理决策、工作稳定度、能力发挥、政策实施、工作充实程度和同事间关系的满意度较高，但对工作量报酬对比的满意度非常低，工作能力提升的机会是他们重点关注但目前满意度也较低的因素。

2. 乡镇卫生院

KMO 统计值为 0.926，Bartlett's 近似卡方值为 12 525.388（$P<0.01$）。

（1）因子分析过程及结果：最终 18 项指标全部纳入，共提取 3 个公因子，累计解释方差为 57.608%。解释方差、旋转后因子成分矩阵见表 8-15、表 8-16。

表 8-15　因子解释的总方差

公因子	初始特征值	旋转后特征值	旋转后解释方差	因子解释的累计总方差
1	7.107	4.149	23.049	23.049
2	1.938	3.358	18.654	41.703
3	1.325	2.863	15.905	57.608

表 8-16　旋转后因子成分矩阵

指标	公因子 1	公因子 2	公因子 3
单位内部收入满意度			0.805
同级医疗机构间收入满意度			0.837
居住条件满意度			0.415
激励机制满意度			0.678
薪酬体系满意度			0.548
工作充实程度	0.696		
领导重视程度	0.759		
上级对待方式	0.698		
管理决策	0.779		
工作稳定度	0.764		
能力发挥	0.749		
政策实施	0.504		
工作量报酬对比		0.584	
工作能力提升机会		0.736	
工作决策自由度		0.794	
职业环境		0.785	
工作成就感		0.790	
同事间关系		0.725	

因子提取采用主成分分析法；因子旋转采用具有 Kaiser 标准化的正交旋转法

（2）应用因子得分系数确定问卷中各指标的权重：加权汇总后，得到西部 11 省区乡镇卫生院卫生工作者综合满意度平均得分，为 3.122 5 分。

（3）基层卫生工作者工作激励因素四分图模型：图 8-35 为 11 省区样本乡镇卫生院四分图模型。总体看，X_6、X_7、X_8、X_9、X_{10}、X_{11}、X_{17} 等指标的满意度较高，重要度也较高，值得肯定但需要继续维护；X_1、X_2、X_3、X_4、X_5、X_{13}、X_{14}、X_{16} 等指标均位于满意度较低的区域，尤其是 X_{14}、X_{16} 指标位于满意度低且重要度高的 B 区域，需要重点关注并进行改进；X_{15}、X_{17} 指标满意度处于平均水平，X_{18} 指标的满意度相对较高，同样需要继续保持。

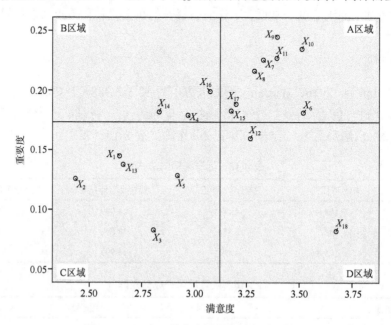

图 8-35　11 省区样本乡镇卫生院四分图模型

数据分析结果表明，乡镇卫生院卫生工作者对领导重视程度、上级对待方式、管理决策、工作稳定度、能力发挥、政策实施、工作充实程度和同事间关系的满意度较高，但对收入水平、居住条件、单位的激励机制、薪酬体系、工作量报酬对比及工作能力提升机会满意度较低。

二、因子分析结论

以上对县级医疗机构及乡镇卫生院的满意度因子分析得出了共同的公因子结果和基本一致的四分图模型因子分布结果。具体如下。

（1）各机构因子分析所得公因子的解释方差均在 60.00% 左右，会损失对部分信息的解释，但总体上可以得出有代表性的结论。

根据旋转后的因子载荷矩阵，可以将西部 11 省区农村地区县乡各医疗卫生机构 18 项满意度指标降维至 3 个公因子。公因子 1 表示管理政策及实施（包括指标 X_6、X_8、X_{11}、X_9、X_7、X_{10}、X_{12}）；公因子 2 表示工作成就及职业发展（包括指标 X_{17}、X_{16}、X_{15}、X_{14}、X_{18}、X_{13}）；公因子 3 表示工作付出及回报（包括指标 X_2、X_1、X_5、X_4、X_3）。

（2）从四分图模型结果可以看出，收入相关的各项指标，包括卫生工作者的工作量报酬对比、激励机制、薪酬体系及工作提升的机会是卫生工作者普遍重点关注但目前满意度较低的因素，西部各省区需要重点改进。

第四节 小 结

本章对中国西部农村地区 11 省区样本县乡医疗机构卫生工作者在卫生人力政策方面的满意度进行了分析与讨论。

第一，通过对西部农村地区卫生人力政策满意度描述性统计分析发现：①在培训层面，各级各类医疗机构卫生工作者重视培训，但大部分卫生工作者认为培训机会严重不足且培训时间较短，缺乏实践和培训时间太短是培训工作中存在的主要问题；②在离职意愿层面，接近40%的卫生工作者考虑过离职，乡镇卫生院卫生工作者离职意愿总体高于县级医疗机构，广西、宁夏县乡医疗机构卫生工作者离职情况需要重点关注，工资待遇差是卫生工作者最主要的离职原因；③在相对收入满意度及激励机制层面，西部各省区样本医疗机构40%左右的卫生工作者对收入"不太满意"或"非常不满意"，部分卫生工作者认为单位激励机制不完善，难以调动医务人员积极性；④在付出回报满意度层面，超过40%的卫生工作者付出回报满意度较低，报酬与工作量不成正比；⑤在个人及专业支持方面的满意度层面，较大比例的卫生工作者对居住条件、工作提升机会仍不满意，仍需要进一步改善。甘肃、云南在个人及专业支持方面的满意度均处于西部各省区最低水平，需要重点关注。

第二，通过卫生工作者卫生人力政策满意度差异分析发现：①年龄、学历、医师内部执业类别分组间的满意度具有显著差异，低年龄组、高年龄组、大专学历组及见习医师组的卫生工作者对卫生人力政策满意度较高，数据分析结果与不同分组卫生工作者对工作的期望值相关；②通过对各省区间满意度进行对比，发现样本县级医疗机构及乡镇卫生院11省区之间卫生工作者的满意度具有显著差异。数据分析结果显示，甘肃卫生工作者卫生人力政策满意度最高，其次为内蒙古，广西县乡两级卫生工作者的满意度均为西部最低，当地政府及卫生行政部门在提高卫生工作者卫生人力政策满意度方面还有待加强。

第三，通过样本农村地区卫生工作者工作满意度因子分析得出以下结论：①县乡医疗机构卫生工作者对领导重视程度、上级对待方式、管理决策、工作稳定度、能力发挥、政策实施、工作充实程度和同事间关系的满意度较高；②收入相关的各项指标，包括卫生工作者的工作量报酬对比、激励机制、薪酬体系及工作提升的机会是卫生工作者普遍重点关注但目前满意度较低的因素，西部各省区需要重点改进。

第九章

中国西部卫生人力政策评价研究

本项目选取甘肃省实施的乡镇卫生院招聘执业医师政策和四川省实施的全科医生特岗特设计划政策进行评价。结合 WHO 框架与"结构–过程–结果"评价理论，分别构建乡镇卫生院招聘执业医师政策评价指标体系（表 9-1）与全科医生特岗特设计划政策评价指标体系（表 9-5）。

第一节　乡镇卫生院招聘执业医师政策评价

针对农村医疗卫生存在卫生技术人员总量严重不足、卫生人力资源配置失衡、人才队伍结构不合理等问题，为进一步加强农村卫生人才队伍建设，解决部分乡镇卫生院缺乏执业医师的实际困难，提高农村医疗卫生服务能力，推动农村卫生事业发展，2008 年卫生部和财政部联合发文决定开展乡镇卫生院招聘执业医师试点工作，并出台了工作实施指导意见。按照"先行试点、逐步推开"的工作思路，从 2007 年起，用 5 年的时间开展乡镇卫生院招聘试点工作，实现每个乡镇卫生院都有执业医师。

该项政策的主要目标是通过为乡镇卫生院招聘执业医师，吸引和鼓励执业医师到农村服务，探索并逐步建立为农村卫生机构吸引、稳定人才的长效机制，推动乡镇卫生院人才队伍建设，提高农村医疗服务水平。2007 年在安徽、江西、湖北、湖南、重庆、四川、甘肃、新疆等 8 个省区市的贫困县开展了试点，共计招聘了约 1000 名执业医师。自此，作为吸引和稳定农村卫生机构人才队伍的政策之一，在不断总结试点工作的基础上，乡镇卫生院招聘执业医师政策在各省广泛推开，尤其从 2009 年起延伸至河北、吉林、内蒙古、宁夏等更多的省区。

甘肃省是 2007 年国家实行乡镇卫生院招聘执业医师政策的首批省份。在甘肃省的 1300 多家乡镇卫生院中，有 8% 的卫生院都没有执业医师，即使有执业医师的卫生院，大部分执业医师的占比也非常低。在试点阶段，甘肃省 2007 年利用中央财政专项资金为 34 个贫困县（区）的 85 所乡镇卫生院招聘了执业医师 142 名，2008 年又为 10 个贫困县（区）的 31 所乡镇卫生院招聘了执业医师 68 名。2009 年起，政策进入正式实施阶段，在两年试点经验的基础上，甘肃省卫生厅出台了新的招聘执业医师工作实施方案，并在 2011 年和 2012 年继续实施了该项政策，逐步扩大了项目实施范围。

作为西部农村地区吸引和保留卫生人力政策评估研究课题的内容之一，由西部 11 个省份的主要医学院校共同组成的研究课题组选择甘肃作为样本省份，以乡镇卫生院招聘执业医师项目为政策样本，构建指标评价体系，对其进行评价。

表 9-1　乡镇卫生院招聘执业医师政策评价指标体系

一级指标	二级指标	三级指标
结构	政策实施总体情况	政策组织管理
		政策落实情况
		人员培训和考核
过程	市、县级卫生局对政策实施过程的评价	资助单位
		监督管理单位
		政策实施单位
		服务提供者
		直接对象
		间接对象
	乡镇卫生院对政策实施过程的评价	医师管理
		工作需求适应性
		培训方面
		待遇保障方面
		绩效考核方面
	受聘执业医师对政策实施过程的评价	在工作方面
		从事的岗位
		主要的工作
		对于接受管理情况，又可分为待遇、培训、考核等方面
结果	招聘执业医师的数量及分布	专业分布（中医、临床、口腔）
		地域分布（市、州及省直管县）
	市、县级卫生局对政策实施效果的评价	政策实施效果的满意度
	乡镇卫生院对政策实施效果的评价	编制和工资经费
	受聘执业医师对政策实施效果的评价	对政策落实的满意度、政策效果的满意度
	患者评价	患者对执业医师的诊疗能力的认可度
		患者对执业医师的信任度
		患者的就诊满意度

一、政策评价目标

总目标：通过实地调研访谈了解项目的实施效果，包括招聘的执业医师的工作情况、工资福利待遇落实情况及乡镇卫生院对执业医师的管理、培训、考核、工作及生活支持等方面情况，及时总结经验、发现问题，并形成政策建议，也形成总课题的研究证据之一。

具体目标包括以下内容。

（1）掌握甘肃省执行乡镇卫生院招聘执业医师项目的总体情况。

（2）通过满意度分析考察招聘的执业医师的工作生活、待遇落实、培训晋升及心理状况。

（3）乡镇卫生院对执业医师的管理、培训、考核及评价。

（4）患者对执业医师工作及乡镇卫生院就诊满意度评价。

二、政策效果评价

1. 政策实施总体情况

甘肃省是西北地区地理面积较大、人口也较多，但经济发展相对更不均衡的一个大省，很多州县还是国家级贫困县。经济发展水平较差的市县，尤其是地理位置相对比较偏远的基层卫生机构，更是严重缺乏充足且合格的卫生人力。执业医师是医生达到一定执业水平的标志，用专项政策和专项资金为乡镇卫生院招聘执业医师来弥补这一自然差距，理论上应该是比较可行有效的路径。

（1）政策组织管理：甘肃省成立了乡镇卫生院招聘执业医师项目领导小组，将该项政策的具体实施和落实及各项问题的协调处理工作交由卫生厅人事处来统一管理。各市卫生局也成立了领导小组，由市县卫生局的一把手总体负责，项目的日常管理工作由卫生局人事科或规财科负责。2013 年 4 月甘肃省卫生厅专门印发《关于进一步加强乡镇卫生院招聘执业医师管理的通知》，从组织管理、考核培训、思想教育、健全福利保障和建立定期联系制度等方面强调加强队伍建设和管理，使受聘医师在基层发挥应有作用，确保项目质量。

此外，各县卫生局平均每月一次定期与财政、人事及编办等相关部门就政策实施进行沟通协调，并定期向上级部门汇报进展。各县卫生局还制订了受聘医师的聘用、日常管理和考核制度，签订聘用合同，进行岗前培训与注册上岗，保留户口和档案。并建立了与卫生院及执业医师本人定期的联系制度，能够对受聘执业医师进行跟踪考核，不定期地对受聘执业医师的工作、生活情况进行了解。

（2）政策落实情况：根据财政部、卫生部联合下发的《关于下达中央补助地方公共卫生专项资金的通知》和《关于开展乡镇卫生院招聘执业医师试点工作的指导意见》，甘肃省也结合省情，就该项目制订了项目工作实施方案和一系列配套文件。比如，2008 年 8 月，甘肃省卫生厅和财政厅联合发布《关于聘用执业医师到乡镇卫生院工作的通知》，对招聘程序和受聘医师的管理和聘用进行了详细规定。2008 年 10 月，甘肃省人事、卫生、财政等部门联合印发《关于乡镇卫生院聘用执业医师纳入正式编制管理的意见》（甘卫人发〔2008〕235 号），明确受聘执业医师 5 年服务期满并经考核合格后，纳入乡镇卫生院事业编制管理，工资及其他经费由各级财政列入预算给予保障，执行国家统一的工资制度和标准。

第一批招聘的执业医师 142 人已于 2013 年 10 月结束了为期 5 年的服务，经各市（州）卫生部门组织考核，有 8 人被确定为不合格，其余 133 人考核合格，正式纳入编制人员管理。2013 年 12 月省卫生厅又印发了《关于做好乡镇卫生院招聘执业医师纳入编制管理有关工作的通知》，专门强调各市县对考核合格人员尽快办理纳入编制管理手续，做好工资套改和岗位聘用等事宜。2009～2012 年度项目招聘人员服务期满后，也要求根据这一通知及时分批办理相关录用手续。

根据政策实施方案，各市县严格地按照招聘、使用、考核、期满"转正"程序落实了工作。各县制订本县招聘计划，汇总后由省卫生厅发布公开招聘信息。通过笔试和面试，严格规范地实施招聘过程。所有通过考试的受聘执业医师都与当地县卫生局签订了 5 年服务合同，并承诺服务期内连续 5 年年度考核合格，服务期满后本人愿意继续留在乡镇卫生院工作的，纳入乡镇卫生院正式编制管理。国家对项目地区按每名受聘执业医师每年 2 万元的标准提供专项资金，保证了受聘执业医师工资按时足额的发放，并由省级部门安排配套资金用于招考、考核等环节。

（3）人员培训和考核：在人员使用中，除了日常单位内部和各市县卫生部门组织的各种培训，2015 年 5 月，为进一步提高乡镇卫生院招聘执业医师的业务水平，使他们更适应临床工作环境，更熟练地开展相关业务工作，甘肃省卫生计生委印发了《关于举办全省乡镇卫生院招聘执业医师服务能力提升培训班的通知》，决定举办全省乡镇卫生院招聘执业医师服务能力提升培训班。采用理论授课和模拟操作相结合的方式，分三期对常见病诊治、急救技能培训和中医适宜技术操作方法进行培训。

除了入职后乡镇卫生院组织的年度述职和正常考核，针对服务 5 年期满的执业医师还要进行专门的考核。2013 年 11 月甘肃省卫生厅印发了《关于对 2008 年度乡镇卫生院聘用执业医师进行服务期届满考核的通知》（甘卫人函〔2013〕581 号）文件，并制订了专门的考核方案。具体考核由各市县卫生局组织安排，从执业医师业务水平、工作成绩和职业道德 3 个方面对其进行综合考核。

总体上，可以看出甘肃省在执行乡镇卫生院招聘执业医师政策过程中循序渐进，采取了多种措施保障项目的顺利、可持续进行。

2. 政策效果分析

（1）招聘执业医师的数量及分布：将 2007～2012 年甘肃省为贫困地区乡镇卫生院招聘的执业医师的数量和分布情况进行统计，结果见表 9-2。

表 9-2　甘肃省乡镇卫生院 2007～2012 年招聘执业医师数量及分布　（单位：人）

执业医师分类		2007 年	2008 年	2009 年	2011 年	2012 年
总数		142	68	90	87	43
专业分布	中医	72	35	48	51	—
	临床	60	29	37	34	—
	口腔	10	4	5	2	—
地域分布（市、州及省直管县）	兰州市	11	0	0	5	3
	白银市	40	0	0	5	
	天水市	24	0	15	17	
	酒泉市	5	0	15	1	
	定西市	18	0	0	13	
	庆阳市	30	22	10	3	
	陇南市	7	24	30	13	
	临夏州	7	22	20	2	
	武威市	0	0	0	22	
	平凉市	0	0	0	5	
	张掖市	0	0	0	1	

"—" 表示数据缺失。2010 年未招聘执业医师；2012 年执业医师专业分布及部分地域分布数据缺失

数据来源：甘肃省卫生厅 2007～2012 年乡镇卫生院招聘执业医师工作总结报告

从总数上看，2007～2012 年甘肃省共组织招聘 430 名执业医师到乡镇卫生院工作，有效缓解了边远乡镇卫生院骨干型专业技术人员匮乏的问题，提高了基层医疗服务能力和业务水平。受聘医师中，以中青年为主，大部分年龄在 30～35 岁；学历构成上，主要以大专学历为主；专业技术资格主要以初级和中级为主；从专业分布看，各年主要以临床专业和中医专业为主。从地域分布看，主要集中为甘肃省经济条件相对较差的一些省直管县和市管县的偏远乡镇卫生院招聘了执业医师，如 2007 年为白银市、天水市、定西市和庆阳市，2008 年集中于庆阳市、陇南市和临夏州，2009 年是天水市、酒泉市、陇南市和临夏州。2011 年后地域分布相对分散，各市均纳入了政策范围。

由于招聘考试竞争比较激烈，尽管首先由考生填报志愿，2007～2009 年招聘的执业医师有部分来自其他市县，这就造成了可能因为离家较远、生活不适等因素导致的离职现象。政策实施过程中对这一问题进行了招考调整，2011 年后的情况有所好转。如定西市 2007 年招聘了 18 名执业医师，最终 16 名留职纳入编制管理，有 2 名执业医师因非本地人的缘故离职。同样，以榆中县（省直管县）为例，2007 年该县招聘 14 人，但有 2 名未报到，中途有 2 名离职，1 名考核不合格，2 人因工作地点问题辞职，最终保留 9 人。结果见表 9-3。

表 9-3　榆中县项目招聘执业医师数量及流向

年份	人数（人）		备注
	招聘人数	最终保留人数	
2007	14	9	2 人未报到，1 人考核不合格，2 人因工作地点问题辞职
2011	3	2	3 人为卫生院院长，1 人考核不合格
2012	3	3	无

除考核不合格外，对于受聘执业医师的离职问题，其中一个重要原因就是工作地点问题。如榆中县 2007 年第一批受聘执业医师中有 2 名家在兰州，但工作在相对偏远的榆中县南山和北山地区，因生活不便和难以安心工作而离职。

（2）市县级卫生局对政策实施过程和效果的评价：首先，课题组对甘肃省样本市县卫生局乡镇卫生院招聘执业医师项目组织管理和实施过程进行调查。在政策落实过程中，组织管理前文已经阐述过，主要由各市县具体负责处理项目在市县乡镇卫生院具体实施中的各项事宜。但是，项目的顺利实施离不开其他行政部门的协调合作和对乡镇卫生院及受聘医师的有效管理。关于该政策涉及的各利益相关方及其利益诉求见表 9-4。

表 9-4　乡镇卫生院招聘执业医师政策主要利益相关方及利益诉求

	项目利益相关方	主要利益诉求
资助单位	财政部和地方财政厅局	1. 拨出中央专项资金并保证专款专用
		2. 地方政府资金配套或政策支持
		3. 实现政策目标
监督管理单位	卫生部人事司	1. 实现政策目标
		2. 服务群众受益
		3. 项目具有推广意义和示范效应

续表

项目利益相关方		主要利益诉求
政策实施单位	各实施省份卫生厅、人事部门、财政部门、编办、市县卫生局等	1. 稳定保留一批执业医师扎根基层 2. 实现政策目标 3. 服务群众受益
服务提供者	贫困县乡镇卫生院	1. 招聘的执业医师能够帮助卫生院服务能力提升，带来社会效益和经济效益 2. 招聘执业医师便于管理和使用，不会带来其他管理问题
直接对象	执业医师	1. 有稳定的工资、补贴保障，有与同事平等福利 2. 获得社会保障，生活上无后顾之忧 3. 有培训机会，自身能力和医疗技能有提升 4. 有事业发展的平台
间接对象	贫困县乡镇居民	能够获得方便、经济、有效的医疗卫生服务

　　从表 9-4 中可以看出，在政策具体实施过程中，由于人才需求和使用主要涉及的是各级卫生行政部门，该政策的具体管理就交由省卫生厅人事司，市县具体落实由卫生局人事科或规财科负责。但是，按照政策实施方案，工作顺利进行还需要各级财政、人事和编办部门的协助。因此，大多数省份在执行该项政策时都在省一级成立了工作领导小组，这样可以由省政府牵头进行各部门的具体协调。但是，在对甘肃省的调研中发现，在市县一级，虽然在卫生局也成立了领导小组，由市县卫生局的一把手总体负责，而在协调人员管理、调配及工资待遇保障，以及人员编制等环节时，卫生局与人事局、财政局、编办都属于平级单位，难免处于较尴尬的地位。

　　以榆中县为例，政策初期实施非常顺利，而在第一批招聘的执业医师 5 年服务期满时，按照甘肃省 2013 年 12 月发布的《关于做好乡镇卫生院招聘执业医师纳入编制管理有关工作的通知》（简称《通知》），卫生局主动与人事、财政和编办部门联系协调，由于各部门间的工作目标不同，虽然有文件，但落实有一定困难。如《通知》规定执业医师服务期满经考核合格后直接纳入编制范围管理，由当年人员编制部门的空编数来解决。但是编办的确没有空编名额的话，就会直接导致执业医师的入编时间推迟。有的推迟了半年以上，势必造成其工作信心和工作态度上的负面情绪。另外，在服务期满以前，招聘的执业医师的工资和补贴都是由中央专项资金予以保证，服务期满后规定纳入编制管理，即由当地财政部门解决工资，但是实施该项目的市县又多是贫困地区，财政部门如果资金紧张，也会导致执业医师的待遇无法及时兑现，影响其工作动力和工作信心。

　　因此，市县卫生局对政策实施的过程评价主要是希望协调更加顺畅。能够确保市县级行政部门间的顺利沟通协调，正常解决服务期满执业医师的人员纳入编制和经费保障，是项目顺利开展的关键之一。

　　当然，访谈发现，在政策实施的其他方面，尤其是每年的招聘管理和医师管理方面，市县卫生局工作都比较及时到位，严格按照省卫生厅发布的招聘文件、期满考核方案进行了管理。

　　市县卫生局对政策实施的效果普遍比较满意，认为由于招聘的人员数量有限，总体上对市县医疗卫生服务的作用也有限，但是对直接受益单位各招聘执业医师的乡镇卫生院来说，意义就非常明显。一方面，使很多"自收自支"身份的执业医师甚至乡镇卫生院院长工作多年后，有机会能够纳入编制范围管理，使其工作更加稳定，也提高了工作积极性；另一方面，人员身份的转变，其工资纳入了财政全额工资范畴，乡镇卫生院自身也减轻了负担。调研的所有市县卫生局对受聘医师的工作满意度和对招聘执业医师项目的满意度上，都打了 5 分，表示对政策实施效果非常满意。

（3）乡镇卫生院对政策实施过程和效果的评价：乡镇卫生院是该项政策的直接受益单位，也是政策落实的关键部门。在项目实施过程中，乡镇卫生院一方面希望招聘的执业医师能够帮助卫生院提升服务能力，带来社会效益和经济效益；另一方面，希望招聘的执业医师便于管理和使用，人员引入不会带来其他管理问题。

在医师管理上，主要涉及受聘医师的使用、培训、待遇保障和绩效考核等方面。

在使用上，由于受聘的执业医师是根据乡镇卫生院的人才需求情况招聘来的，最终大部分都比较适应卫生院的工作需求，很快进入角色。而且他们大多数都具备了初级甚至中级的职称资格，这些中坚骨干力量很快开始发挥自己的专业特长和作用。

在培训方面，总体来看乡镇卫生院为受聘医师提供的培训学习机会相对较少，平均每年 1 次。培训项目也主要是根据上级卫生行政部门安排或其他各类卫生人力政策项目组织的培训机会，如全科医师转岗培训等。2015 年 5 月，省卫生厅发布《关于举办全省乡镇卫生院招聘执业医师服务能力提升培训班的通知》，受聘执业医师均参加了这次为期 10 天的业务技能集中培训。

在待遇保障方面，受聘执业医师在服务期内的主要工资收入由中央财政专项资金支持，每人每年 20 000 元。甘肃省将 18 000 元安排为工资部分，2000 元作为受聘执业医师的年度绩效部分，考核合格后发放。但是，18 000 元的年工资水平，即每月 1500 元虽能按时发放，但数额显得不足，尤其连续 5 年保持工资水平不变。这势必影响其工作积极性，甚至影响同事关系和团队发展。对此，市县卫生局口头约束乡镇卫生院，同样工龄和职称级别的医师在同一家乡镇卫生院工作，产生的收入差异部分由乡镇卫生院的业务收入予以弥补。但是这种约束力量太弱，尤其对于业务收入有限的乡镇卫生院，可能无法弥补收入差距。当受聘执业医师服务期满后，情况有所好转，按照财政事业单位全额统一工资水平，其平均月收入达到 3000 元左右。

最后，在绩效考核方面，每年乡镇卫生院并不单独组织对执业医师的考核，而是把他们和其他职工一样正常对待，参加年度 1~2 次的考核。服务期满后，按照专门的考核管理办法，实施由市县卫生局组织的考核工作，并把考核结果反馈给受聘医师和上级部门，并协调入编事宜。

对于该政策的总体效果，调研的乡镇卫生院院长均表示非常赞同这一政策持续实施，希望招聘的这一类执业医师越多越好。一方面，解决编制和工资经费问题后，减轻了乡镇卫生院经济负担；另一方面，骨干医师身份"转正"，有盼头，工作积极性更高。而且，因为和其他基层卫生人力政策相比，尤其是和直接招聘的刚毕业踏出校门的医学生相比，受聘执业医师已经具备一定的工龄和"年资"，对基层常见疾病、多发疾病和地方病临床经验相对丰富，且拥有处方权，可以直接承担科室重要岗位工作，对提升乡镇卫生院医疗技术水平具有非常直接的效果。因此，受访的乡镇卫生院院长普遍对执业医师的工作能力和工作态度表示非常满意，对执业医师管理过程中的各种关系协调也打了 5 分，表示非常满意。

同时，乡镇卫生院也对该政策是否能持续开展表示担忧，希望每年都能招到 1～2 名急需的执业医师，并希望能够有更多的培训机会，进一步提高受聘执业医师的业务素质，带动卫生院的服务能力提升。

（4）受聘执业医师对政策实施效果的评价：受聘执业医师是该政策的直接作用对象，他们原本就有了多年的工作经验，但是可能工作岗位和工资待遇都相对较低，希望通过这一政策的落实来改变状况，更好地做好医疗服务。他们的利益诉求是有稳定的工资或补贴保障，有与同事相等的福利，能够获得有效的社会保障，使生活上无后顾之忧，需要培训机会，使自身能力和医疗技能有提升，以及需要事业发展的平台。

在样本县，被调查的乡镇卫生院招聘的执业医师大多数年龄处于 30～35 岁，70% 是大专学历，40% 左右已经评为中级职称。这一群体正是从医的黄金阶段，大部分人员都是乡镇卫生院的专业骨干。

在工作方面，从事的岗位以中医、临床、口腔及医技科室为主，所做的主要工作也以诊断、治疗为主，有些卫生院因为人手紧张给执业医师还安排了其他工作，如慢性疾病管理等。40% 左右的执业医师还担任了科室主任或办公室主任等职务。对于基本医疗的服务量，由于科室性质不同，他们服务患者的日均诊疗人次数差异较大，最高的为 15～20 人次，最低的为 5 人次。关于参与手术例数的调查，大多数乡镇卫生院因为条件较差，并没有开展阑尾炎、疝及胃部切除术等手术，大部分受聘执业医师能接触到的只有清创缝合等外科小手术。这一点只能反映出甘肃省偏远和贫困地区乡镇卫生院的服务能力较差，难以反映出受聘执业医师的业务水平。当然，如果长期不接触一些手术，对执业医师的技能提升将会影响很大。对于公共卫生服务量及带教情况，有些医师参与了当地居民慢性疾病管理工作，20% 的医师还参与了义诊、会诊、健康教育及乡村医生培训等工作，发挥了他们的特长，服务群众，带教科室年轻人和乡村医生。

对于接受管理情况，又可分为待遇、培训、考核等方面。在待遇方面，服务期内的工资为 1500 元，年底补贴为 2000 元。服务期满的执业医师收入与乡镇卫生院效益相关，也与科室、岗位性质有关，最低的是 2300 元，最高的达到 3400 元左右。如榆中县和平镇乡镇卫生院也是县第三人民医院，已达到二级甲等医院水平，业务量和绩效水平自然就高，而同是榆中县，相对较偏远的来紫堡和定远镇卫生院收入水平就相对较低。在培训方面，受聘医师均表示培训次数太少。在考核方面，乡镇卫生院主要从出勤率、工作量、处方及病历书写质量、服务态度等方面进行考核，除自评外，还有领导评价、同事互评及医院组织的考试等方式。有的卫生院对于考核优秀者可能会有一定的物质奖励。

对于政策落实和效果的满意度，在服务期内的执业医师主要对报酬不满意，而服务期满顺利纳入编制管理的执业医师普遍对工资待遇相对满意。普遍较满意的项目是专业技术发挥和能力提升、同事及领导关系协调、工作自主权利等。总体上，受聘执业医师认为自己对乡镇卫生院的贡献都很大，对目前的工作表示满意，对未来的职业发展很有信心，对政策效果满意度比较高；相对不满意的地方主要是学习培训机会少、工作难以晋升、工作条件差等。很多受聘医师仍然表示生活上有后顾之忧，这一后顾之忧主要表现在有些执业医师在服务期内，缺乏养老保险等保障，还有医师是因为离家较远不方便。

总之，受聘执业医师最期待改善的地方是尽快"转正"、在服务期内能够提供养老医疗等社会安全保障、增加培训机会、有晋升优惠政策。

（5）患者评价：在调研和访谈中发现，受聘执业医师服务的门诊和住院患者相对较多，患者也相对更加认可、信任执业医师的诊疗能力。如在榆中县来紫堡镇的临床医师达红霞及和平镇卫生院口腔科主任陆祖海，其患者就络绎不绝，患者都认为他们敬业精神非常好，给予了很高的评价。在招聘初，本来就属于和平镇卫生院的陆祖海却被分配到榆中县北山的一个乡镇，但由于那里没有口腔科而无法开展工作，最终由县卫生局和人事局协调后才转入和平镇卫生院，保证了其工作的顺利开展。有些执业医师还延伸了乡镇卫生院的诊疗范围，使患者受益。

总体上，患者对实施乡镇卫生院招聘执业医师政策后到乡镇卫生院就诊的满意度有所提高，主要是因为这几年乡镇卫生院的硬件设施、医疗服务水平有了改善，尤其是这些责任心很强且业务能力又好的执业医师使得乡镇卫生院对患者的吸引力也有所加强。但是，需要明确的是，乡镇卫生院业务收入等量化指标增长是多方面因素决定的，除可观察到的业务量变化外，较难从中精确分离出该政策对乡镇卫生院经济收益的改变。从对患者的调研和定性访谈中可以发现，该政策有效吸引了基层患者就医，提升了居民就医的信心和乡镇卫生院服务形象，社会效益明显。

3. 政策主要成效总结

（1）解决身份，有效吸引和相对稳定了一支经验丰富的基层卫生中坚力量：2007~2012年，甘肃省共招聘了430名执业医师，尽管数量有限，但已经为服务能力较差的农村基层输入了能力较强的人才，明显地改善了乡镇卫生院的医疗服务水平。

另外，政策执行效果好还体现在受聘执业医师留职意愿很强。大多数受聘医师表示，在乡镇卫生院的工作中，受到了院长及各级领导的关心，对从事的工作基本满意，认为自己能够发挥应有的作用，表示自己能够完成合同规定的5年服务期限，如果各方面待遇能继续提高，服务期满后还愿意留下来继续工作。离职人员比例较低。

（2）切实改善了乡镇卫生院整体技术服务水平：首先，招聘的执业医师均成为卫生院的骨干力量，甚至担任了某一科室的负责人，使乡镇卫生院基本临床科室技术力量薄弱的困难得到了缓解，各项服务的规范化程度也有一定的改善，门诊和住院人次均有明显提高。

其次，许多乡镇卫生院院长表示受聘医师的能力普遍较高，工作非常勤奋，团结同事，提高了卫生院的整体医疗服务水平，吸引了附近甚至是其他乡镇的患者，改善了单位经济效益。

再次，服务期满后，"自收自支"人员身份得到解决，纳入编制管理后由财政部门统一负责工资福利，减轻了卫生院的负担。

（3）取得了良好的社会效益：首先，当地居民对招聘执业医师的乡镇卫生院信任感增加，并且对执业医师的服务能力、服务态度等都非常满意。

其次，吸引和保留业务能力较强的执业医师到偏远的乡镇卫生院工作，促进了各地区间基层医疗卫生服务能力均衡化。

4. 存在的主要问题

该政策在实施过程中遇到了很多问题，焦点在编制和待遇的解决及协调上。将问题汇集主要有以下几方面。

（1）项目资金：主要由中央财政专项拨款来进行支持，但是，由于省情不同，甘肃省将每人每年 20 000 元经费分两拨来发放，受聘执业医师从 2007～2013 年始终为每月 1500 元的工资水平，严重影响其生活和工作积极性，抱怨也较多。而河北等省份的乡镇卫生院还提供了一部分绩效收入，改善了其收入状况。

（2）项目管理协调：政策实施初期运行非常顺利，到受聘执业医师服务期满按实施方案和协议应安排人员编制和财政工资时遇到了很多问题，导致受聘医师情绪很大。所以虽然项目总体管理比较好，但是如果能够更有效地协调卫生、人事、财政和编办的关系，将会对政策落实更有帮助。

（3）招聘规模及招聘条件：一方面，相对于实际需求和报考规模，招聘规模相对较小，这一点也与专项资金偏少和空编名额偏少有关。另一方面，招聘条件除限制执业医师资格外，还限制了年龄、学历。事实上，年龄大一些的执业医师其业务能力应该更强，有些执业医师因为是中专学历而无法参与考试，这都限制了优秀卫生人才的引进。河北、宁夏等省区对执业医师的招聘条件等做了调整，相对更加宽松，更利于优秀人才的吸引。

（4）同工同酬问题：在服务期内，如果与同工龄同职称同级别的人员相比，尤其是与比自己年龄还小的同事相比，收入还更低，这对于大多数卫生工作者都是无法接受的。因此，除了国家中央财政专项资金支持，更需要地方财政、卫生部门及乡镇卫生院改变绩效分配制度，努力做到同工同酬。

（5）培训机会及晋升发展问题：为了稳定招聘来的人才，相对倾斜的培训提升及职务职称晋升机会是非常必要的。除了工资待遇外，受聘执业医师更关注他们的能力提升和未来发展。

三、政 策 建 议

各级卫生行政人员认为，招聘项目对本地区农村卫生人才队伍建设工作发挥了很好的推动作用，地方卫生行政部门组织实施招聘项目的积极性很高，希望能够继续扩大项目覆盖范围，为乡镇卫生院输送更多人才。

因此，该项政策的正面效果非常明显，应该予以保留。但针对政策落实中遇到的各种问题，提出以下建议。

（1）加大中央财政、省级财政和地方财政投入。增加项目经费，提高项目经费人头标准，对项目资金制订更明确的分配方案。

（2）卫生、财政、人事、编办等部门共同协调，根据地方具体情况解决受聘医师编制问题，改善受聘医师工资水平；建议提高基层工资标准，淡化编制、明确待遇、提供保险和住房等待遇优惠政策；建立工资待遇同级统筹机制，消除受聘人员后顾之忧。

（3）增加培训机会，给予晋升发展政策倾斜。这一建议和其他基层卫生人力政策得到的结论和建议一致。即需要重点加强在职卫生人员（包括招聘的执业医师）的岗前培训、在岗业务培训。切实有效的在岗培训更有利于招聘的执业医师稳定工作。同样，受聘医师关注未来事业发展机会，晋升发展的政策倾斜，是其安心扎根偏远和贫困地区的必要条件。

（4）关注受聘医师心理，满足其真实需求。未来政策实施中，省、市、县政府对政策的落实，应在加强管理的同时，从待遇、事业、感情等多方面入手，关心受聘医师的需求，了解他们的实际困难，主动为受聘医师争取政策，改善相应的工作、生活环境和条件，更好地稳定受聘医师队伍。

第二节　全科医生特岗特设计划政策评价

针对我国农村及偏远地区卫生人力资源不足的现状，近几年来国家和省级层面相继出台了解决偏远地区卫生人力资源不足的相关政策，如订单定向培养医学生政策、全科医生特岗特设政策等。国家卫生计生委自 2014 年开始在安徽、湖南、四川和云南 4 省开展实施了全科医生特岗特设计划，本研究选取四川省为目标省份，通过构建指标评价体系（表 9-5），对全科医生特岗特设计划政策具体实施情况进行评价。

表 9-5　全科医生特岗特设计划政策评价指标体系

一级指标	二级指标	三级指标
结构	各地市实际在岗全科医生分布情况	基本情况
		培训情况
		考核情况
	工资待遇情况	
	政府卫生部门项目组织管理	定期与财政、人事等部门协调次数
		定期向上级部门汇报次数
		定期与乡镇卫生院沟通次数
过程	政府卫生部门项目实施	计划招聘数
		实际报名数
		实际招聘数
	乡镇卫生院项目实施	培训次数
		培训天数
		培训形式
		年培训费
		考核次数
		考核结果
		考核反馈
结果	医师满意度分析	工作报酬
		解决生活困难
		专业技术发挥情况
		与上级关系
		与同事关系
		晋升机会
		培训机会
		公平竞争机会
		职业发展信心

一级指标	二级指标	三级指标
结果	患者满意度	患者对全科医生技术水平满意度
		患者对全科医生对疾病的解释满意度
		患者对全科医生首诊负责制满意度
		患者对全科医生服务态度满意度
		患者对全科医生责任心满意度
		患者对全科医生对疾病的宣传满意度
		患者对医疗费用满意度
	政府卫生部门	全科医生工作满意度
		全科医生项目满意度
	乡镇卫生院	诊疗人次
		诊疗天数
		乡镇卫生院对全科医生的工作能力的满意度
		乡镇卫生院对全科医生的工作态度的满意度
		乡镇卫生院对全科医生的关系协调满意度

一、总　体　情　况

自 2014 年起，四川省共有德阳、绵阳、遂宁、内江等 9 个地市的 179 个乡镇开展了全科医生特岗特设招聘计划项目。该项目计划在四川省招聘全科医生 200 名，实际招聘 200 名，其中德阳市和眉山市招聘全科医生最多，均为 30 名，宜宾市次之，绵阳市排列第三。在该计划实施 1 年后，有 6 名全科医生相继辞职，因此实际在岗全科医生人数为 194 名，其中仅有 11 名医生取得全科医生培训合格证书，见表 9-6。

表 9-6　四川省各地市实际在岗全科医生分布情况表

市	乡镇数（个）	全科医生人数（人）	构成比（%）
德阳市	27	30	15.46
绵阳市	28	28	14.43
遂宁市	16	20	10.31
内江市	10	10	5.16
南充市	12	16	8.25
宜宾市	26	29	14.95
雅安市	20	21	10.82
眉山市	30	30	15.46
资阳市	10	10	5.16
合计	179	194	100.00

二、受聘全科医生

1. 基本信息

本次共调查全科医生 20 名，其中男性 11 名，女性 9 名。在全科科室的有 5 人，康复医疗科工作的有 5 人，中医科 4 人，内科 8 人，儿科 2 人，医学影像科 2 人，公共卫生科 2 人，其中多名医生在乡镇卫生院担任多个科室的工作。在从事工作方面，从事预防保健工作的有 9 人；从事常见病多发病诊疗工作的有 18 人，占总人数的 90%；从事患者康复工作的有 10 人，占总人数 50%；从事慢性疾病管理的有 5 人。由此可知，特设岗位全科医生在乡镇卫生院主要从事常见病、多发病的诊疗，公共卫生方面的工作及病人的康复工作。结果见表 9-7。

表 9-7　全科医生基本情况

项目	人数（人）	构成比（%）
性别		
男	11	55.00
女	9	45.00
工作科室		
全科	5	25.00
康复医疗科	5	25.00
中医科	4	20.00
内科	8	40.00
儿科	2	10.00
医学影像科	2	10.00
公共卫生科	2	10.00
从事工作		
预防保健	9	45.00
常见病多发病诊疗	18	90.00
患者康复	10	50.00
慢性疾病管理	5	25.00
健康教育与管理	5	25.00
疾病控制	4	20.00
妇幼保健	5	25.00
计划生育	2	10.00
其他	7	35.00

2. 培训情况

在本计划实施 1 年时间内，全科医生的平均培训天数为 10.95 天。参加培训天数最少的为 7 天，共 13 人参加培训，并且这 13 人参加的培训为国家卫生计生委在南京统一组织的全国第一批特设岗位全科医生项目培训。培训时间为 10 天的有 3 人，培训时间最长的为 43 天，见表 9-8。

表 9-8　全科医生参加培训时间情况表

培训时间（天）	人数（人）	占比（%）	平均培训天数（天）	标准差
7	13	65.00		
10	3	15.00		
15	1	5.00	10.95	8.62
20	2	10.00		
43	1	5.00		
合计	20	100.00		

3. 考核情况

（1）考核频次：自全科医生入职以来，平均考核次数为 4.95 次，没有参加考核的有 1 人，占 5%；考核次数最多的为 13 次，有 2 人，占 10%；其中考核次数为 3 次、4 次、5 次和 7 次的都为 3 人，均占总人数的 15%，见表 9-9。

表 9-9　全科医生考核次数情况表

考核次数（次）	人数（人）	占比（%）	平均考核次数（次）	标准差
0	1	5.00		
1	2	10.00		
2	1	5.00		
3	3	15.00		
4	3	15.00	4.95	3.43
5	3	15.00		
6	2	10.00		
7	3	15.00		
13	2	10.00		

（2）考核内容：在考核内容方面，考核出勤率的有 19 人，占总人数的 95%；考核工作量的有 13 人，考核病历书写工作的有 15 人，有 13 人考核知识技能，12 人考核服务态度。由此可知，全科医生的考核不仅只考核一个方面，往往会考核各个方面的内容。在考核方式上，自评的有 4 人，占总人数的 20%；领导评价的最多，一共有 16 人，占 80%；同时还有同事互评和考试的考核方式。其考核方式是以领导评价为主，多种考核方式并存的考核制度。在考核反馈上，有 5 人没有任何形式的反馈，有 7 人是通过书面报告进行反馈，有 8 人是通过领导谈话反馈考核结果。具体考核内容情况见表 9-10。

表 9-10　全科医生考核内容情况表

项目	人数（人）	构成比（%）
考核内容		
出勤率	19	95.00
工作量	13	65.00
病历书写工作	15	75.00

项目	人数（人）	构成比（%）
考核内容		
知识技能	13	65.00
服务态度	12	60.00
考核方式		
自评	4	20.00
领导评价	16	80.00
同事互评	4	20.00
考试	5	25.00
考核反馈		
无反馈	5	25.00
书面报告	7	35.00
领导谈话	8	40.00

4. 工资待遇情况

由表 9-11 可知招聘全科医生的工资待遇情况，全科医生工资最高的为 5800 元，共有 3 人，工资最低的为 2140 元，有 1 人，工资为 2443 元的人数最多，共有 6 人，平均工资为 3435.90 元。由此可知，全科医生的待遇并不是完全一样，不同县市不同医疗机构签约的全科医生工资水平存在着差距。按照全科医生特设岗位项目的计划，每年每位全科医生应该是国家财政补助 3 万元，四川省财政补助 3 万元，市级财政补贴 1 万元，县级财政补助 1 万元，但目前实际情况是国家和省级财政补助资金已到位，而部分市、县的财政补助仍旧没有到位。按照项目设计，全科医生的月工资应该达到 6600 元左右，但是现实情况是没有一位全科医生能够达到项目计划的工资标准，甚至还有 11 名全科医生连规定标准的一半都达不到。

表 9-11　全科医生工资待遇情况表

工资（元）	人数（人）	占比（%）	平均工资（元）	标准差
2140.00	1	5.00		
2410.00	2	10.00		
2443.00	6	30.00		
3000.00	2	10.00		
3300.00	1	5.00	3435.90	1287.74
3500.00	2	10.00		
3600.00	1	5.00		
4500.00	1	5.00		
5300.00	1	5.00		
5800.00	3	15.00		

5. 满意度分析

（1）生活保障方面：全科医生生活保障方面满意度调查问卷采用利克特五点法进行评分，非常满意记 5 分，比较满意记 4 分，一般满意记 3 分，比较不满意记 2 分，非常不满意记 1 分，统计结果见表 9-12。在工作报酬方面非常不满意的有 2 人，比较不满意的有 9 人，占总人数的 45%；一般满意的有 6 人，占 30%；比较满意的有 3 人，没有人对自己的工作报酬非常满意。工作报酬满意度平均得分只有 2.50 分，标准差为 0.89，说明全科医生对现在的工作报酬满意程度较低，工作报酬没有达到他们的期望。在解决生活困难方面，有 3 人非常不满意，不满意的原因主要是医院无法为全科医生提供住房，造成全科医生在乡镇卫生院生活不便；有 8 人比较不满意，5 人比较满意，只有 1 人对乡镇卫生院为全科医生解决生活困难方面感到非常满意。乡镇卫生院为全科医生解决生活困难平均分为 2.65 分，全科医生对乡镇卫生院为他们解决生活困难满意度较低。

表 9-12　全科医生生活保障方面满意度评分分析

项目	得分情况		人数（人）	构成比（%）
	分值（分）	$\overline{x}+s$		
工作报酬	1.00		2	10.00
	2.00		9	45.00
	3.00	2.50 ± 0.89	6	30.00
	4.00		3	15.00
	5.00		0	0.00
解决生活困难	1.00		3	15.00
	2.00		8	40.00
	3.00	2.65 ± 1.18	3	15.00
	4.00		5	25.00
	5.00		1	5.00

（2）工作环境：全科医生对工作环境的满意度方面包括全科医生专业技术发挥情况、全科医生与上级关系和全科医生与同事关系 3 个方面。在专业技术发挥情况方面，对自己在乡镇卫生院专业技术发挥满意度平均分为 3.60 分，其中非常满意的有 2 人，比较满意的人数最多，为 10 人，一般满意的有 4 人，非常不满意的有 2 人。在与上级关系方面，对自己与上级关系比较不满意的有 2 人，比较满意的有 12 人，非常满意的有 5 人，平均分为 4.00 分，说明全科医生对自己与乡镇卫生院的上级关系满意度较高。在与同事关系方面，只有比较满意和非常满意，没有不满意的情况存在，说明全科医生与同事关系相处融洽，满意度相对较高。结果见表 9-13。

表 9-13　全科医生工作环境方面满意度评分分析

项目	得分情况		人数（人）	构成比（%）
	分值（分）	$\overline{x}+s$		
专业技术发挥情况	1.00		2	10.00
	2.00		2	10.00
	3.00	3.60 ± 1.14	4	20.00
	4.00		10	50.00
	5.00		2	10.00

续表

项目	得分情况		人数（人）	构成比（%）
	分值（分）	$\bar{x}+s$		
与上级关系	1.00		0	0.00
	2.00		2	10.00
	3.00	4.00±0.82	1	5.00
	4.00		12	60.00
	5.00		5	25.00
与同事关系	1.00		0	0.00
	2.00		0	0.00
	3.00	4.25±0.44	0	0.00
	4.00		15	75.00
	5.00		5	25.00

（3）职业发展方面：全科医生在职业发展方面的满意度分为晋升机会、培训机会、公平竞争机会、职业发展信心、工作总体满意程度 5 个方面。具体情况见表 9-14。

表 9-14　全科医生职业发展方面满意度评分分析

项目	得分情况		人数（人）	构成比（%）
	分值（分）	$\bar{x}+s$		
晋升机会	1.00		4	20.00
	2.00		4	20.00
	3.00	2.65±1.18	9	45.00
	4.00		1	5.00
	5.00		2	10.00
培训机会	1.00		0	0.00
	2.00		7	35.00
	3.00	3.00±0.97	8	40.00
	4.00		3	15.00
	5.00		2	10.00
公平竞争机会	1.00		0	0.00
	2.00		3	15.00
	3.00	3.30±0.86	10	50.00
	4.00		5	25.00
	5.00		2	10.00
职业发展信心	1.00		0	0.00
	2.00		0	0.00
	3.00	3.35±0.67	15	75.00
	4.00		3	15.00
	5.00		2	10.00

续表

项目	得分情况		人数（人）	构成比（%）
	分值（分）	$\bar{x} + s$		
	1.00		2	10.00
	2.00		6	30.00
工作总体满意程度	3.00	3.00 ± 1.21	4	20.00
	4.00		6	30.00
	5.00		2	10.00

在晋升机会方面，非常不满意的有 4 人，比较不满意的有 4 人，非常满意的只有 2 人，满意度平均得分为 2.65 分，说明全科医生在晋升机会方面的满意度不高。

在培训机会方面，比较不满意的有 7 人，占总人数的 35%，一般满意的有 8 人，占总人数的 40%，比较满意的有 3 人，非常满意的有 2 人。满意度平均得分为 3.00 分，满意程度不高。

在公平竞争机会方面，比较不满意的有 3 人，占总人数的 15%，一般满意的有 10 人，占总人数的 50%，比较满意的有 5 人，非常满意的有 2 人。满意度平均得分为 3.30 分，满意程度不高。

在职业发展信心方面，没有不满意的人员，一般满意的有 15 人，占总人数的 75%，比较满意的有 3 人，非常满意的有 2 人。满意度平均得分为 3.50 分，全科医生对职业发展信心不高。

在工作总体满意度程度方面，非常不满意的有 2 人，比较不满意的有 6 人，非常满意的只有 2 人。满意度平均得分为 3.00 分，说明全科医生工作总体满意程度不高。

6. 讨论与建议

（1）讨论：通过分析可知，全科医生对工资待遇及晋升机会方面的满意度不高，主要是因为现行的全科医生特设岗位项目的实施并没有完全按照项目设计的要求完成，全科医生的待遇落实不到位，导致全科医生对项目的满意度较低。同时还有一些项目县市没有解决招聘全科医生的编制问题，现行的全科医生招聘方式为县招乡用，并且县级要求全科医生在乡镇卫生院服务满 4 年后进行考核，考核合格者入编，至于入编后编制在县级还是乡镇卫生院暂无定论，因此现阶段全科医生的身份归属问题没有解决，导致全科医生无法在乡镇卫生院落地生根，不能安心在乡镇卫生院工作。

（2）建议：一方面，应完善全科医生工资及绩效奖励办法。解决全科医生的待遇问题，让全科医生能安心地在乡镇卫生院留下来，完善绩效奖励机制，提高全科医生的工作积极性。另一方面，应改变全科医生的管理制度。现行的全科医生管理制度并不能有效地管理全科医生，可以考虑改变全科医生的管理体制，采取乡招乡用，这种方式可以解决全科医生的归属问题，方便乡镇卫生院对全科医生的管理，同时也能更好地约束全科医生和更好地对全科医生进行考核。

三、患者满意度分析

1. 患者的基本情况

本次调研共发放患者调查问卷 35 份，收回有效问卷 30 份。由表 9-15 可知，男性高于女性，占总数的 86.67%；调查患者中年龄主要集中在 40～65 岁，共有 19 人，占总数的 63.33%。本次调研中 30 名患者经常就医的单位为乡镇卫生院，主要原因是乡镇卫生院离家比较近，就诊方便、及时，就诊完可以赶回家工作，还有 11 名患者是因为全科医生技术水平高，慕名而来。

表 9-15　患者基本情况表

项目	人数（人）	构成比（%）
性别		
男	26	86.67
女	4	13.33
年龄（岁）		
0～40	6	20.00
40～65	19	63.33
66～80	5	16.67
选择就医单位原因		
离家近	19	63.33
医生技术水平高	11	36.67

2. 患者的满意度情况分析

患者满意度调查问卷采用利克特五点法进行评分，非常满意记 5 分，比较满意记 4 分，一般满意记 3 分，比较不满意记 2 分，非常不满意记 1 分，主要分为全科医生和医疗费用两个方面。

由表 9-16 可知，患者对全科医生的技术水平满意度均值为 5.00 分。患者对全科医生对疾病的解释满意度均值为 4.73 分，对全科医生首诊负责制满意度均值为 4.97 分。由此可见，患者对全科医生的技术水平方面满意度很高。

表 9-16　患者对全科医生及医疗费用满意度评分分析

项目	均值（分）	标准差
全科医生（人次）		
技术水平	5.00	0.00
对疾病的解释	4.73	0.45
首诊负责制	4.97	0.18
服务态度	4.80	0.41
责任心	4.93	0.25
对疾病的宣传	5.00	0.00
医疗费用（元）	4.73	0.45

患者对全科医生的服务态度满意度均值为 4.80 分，对全科医生的责任心满意度均值为 4.93 分，由此可见患者对全科医生的服务态度及责任心满意度均较高。在常规保健知识及传染病防治宣传工作方面，患者的满意度均值为 5.00 分，可见患者对全科医生的疾病宣传工作非常满意。

在医疗费用方面，患者对乡镇卫生院的医疗收费满意度均值为 4.73 分，满意度低于对全科医生的满意度，但总体上比较满意。

3. 讨论与建议

（1）讨论：全科医生在乡镇卫生院的工作受到了患者的好评，使得乡镇卫生院的就医人数不断增加，因而为医院带来更大的经济效益。全科医生在乡镇卫生院的工作态度端正，全科医生本人也非常珍惜在乡镇卫生院的工作机会，努力学习，积极外出培训，不断增加自身的临床实践经验和理论知识。由于部分全科医生为乡村医生，在乡镇卫生院除了承担门诊服务，还承担基本公共卫生服务，经常下乡为村民宣传保健知识及传染病的防治宣传工作，因此在村民中树立了很高的威信，周围居民对全科医生的工作表示非常满意。目前新农合报销比例为 90%，极大地解决了患者在乡镇卫生院的看病贵的问题，患者对乡镇卫生院的收费比较满意。

（2）建议：第一，应加大对全科医生的培训力度，增加全科医生的临床实践经验，加强对全科医生的全方面培养，使得全科医生能够较好地适应基层人民群众的需要，满足人们的就医需求。第二，全科医生能够定期下乡，进入乡村为广大人民群众宣传预防保健知识，适时开展一些义诊活动。第三，改善患者的住院环境，为患者提供一个良好的就医住院环境，适时增加一些病房。第四，增加一些诊疗设备，辅助全科医生开展更加全面的诊疗工作，提高医生的疾病诊断水平。

四、政府卫生部门

本次调研选取德阳市的广汉市和中江县进行实地调研，并就全科医生计划实施的执行情况对卫生部门主管全科医生招聘计划的相关负责人进行了访谈，其结果如下。

1. 项目组织管理

通过调查县级卫生主管部门是否定期与财政、人事等部门协调，是否定期向上级部门汇报，是否定期与乡镇卫生院沟通等方面进行评估。结果表明，中江县卫生局在定期与财政、人事等部门协调次数，定期向上级部门汇报次数，定期与乡镇卫生院沟通次数方面均较高，说明县级卫生部门对全科医生项目高度重视，并做到了严密的组织管理。广汉市与中江县卫生部门组织管理情况见表 9-17。

表 9-17　广汉市和中江县卫生部门组织管理情况　　　　　　（单位：次）

项目	广汉市	中江县
与财政、人事等部门协调次数	5	10
向上级部门汇报次数	3	6
与乡镇卫生院沟通次数	2	6

2. 项目实施

在四川省全科医生招聘计划实施前，省卫生计生委及各地市卫生计生局首先制订了招聘计划，并通过人社部门发布招聘信息，采取面试的方式进行招聘。全省计划招聘 200 名，实际招聘 200 名，说明该项目在四川省实施得很顺利，落实得很到位。广汉市和中江县的全科医生招聘计划见表 9-18。

表 9-18　广汉市和中江县全科医生招聘计划　　　　　　　　　　（单位：名）

项目	广汉市	中江县
计划招聘数	10	20
实际报名数	11	26
实际招聘数	10	20

3. 效果评价

采用受聘全科医生工作满意度及全科医生项目满意度来评价实施该招聘计划的效果。结果表明广汉市比中江县的满意度高，见表 9-19。

表 9-19　广汉市和中江县卫生部门满意度评分分析　　　　　　　（单位：分）

项目	广汉市	中江县
全科医生工作满意度	4.00	3.00
全科医生项目满意度	4.00	2.00

4. 访谈与建议

通过访谈发现，各级政府卫生部门对国家实施全科医生特岗特设项目非常赞成，并认为此项措施是解决基层乡镇卫生院卫生人力资源匮乏的重要举措，对基层人民群众看病难的问题有一定的缓解作用。但在项目实施过程中也存在不少问题，具体表现在以下两点：一是工资福利待遇问题，按照全科医生特岗特设项目的计划，对于全科医生的福利待遇应该是国家财政补助 3 万元，四川省财政补助 3 万元，市级财政补助 1 万元，县级财政补助 1 万元，但目前实际情况是国家和省级财政补助资金已到位，而部分市、县的财政补助仍旧没有到位。二是全科医生的编制问题，目前实行的是在全科医生服务满 4 年后通过考核，并且考核合格后才入编，这就导致了现阶段全科医生的尴尬境地，既不属于乡镇卫生院也不属于县级医院；此外编制不明确导致后期管理也存在很大问题，县级医院和乡镇卫生院都把管理权推给对方，这就出现了双方都想管，但双方都不管的尴尬局面。

建议应加强财政、人社、编办等部门的沟通与协作，完善全科医师激励机制，降低全科医师的准入标准，以临床助理医师为优先考虑，以减少基层卫生人力资源的流失。

五、乡镇卫生院

本次调研选取广汉市兴隆镇卫生院、新平镇卫生院和中江县兴隆镇、辑庆镇、南山镇卫生院进行实地调研，并就全科医师计划的项目管理实施与社会效应情况对乡镇卫生院的相关负责人进行了访谈，其结果如下。

1. 项目实施

分别从乡镇卫生院对全科医师的培训与考核方面评价乡镇卫生院对全科医生的管理，结果见表9-20。

表 9-20　乡镇卫生院对全科医生的管理分析

项目	结果
培训	
次数（次）	3
天数（天）	12
形式	网络、上级医院
年培训费（元）	3000
考核	
次数	每月1次
结果	合格
是否反馈	是

2. 效果评估

（1）社会效益：通过评价全科医师的诊疗人次数（包括参与计划免疫、婴幼儿保健等科室诊疗人次数）及诊疗天数来评估受聘全科医师的社会效益。由表9-21可知，除全年计划免疫工作外，全科医师几乎参与了乡镇卫生院科室的所有诊疗活动，参与科室全面，诊疗人次多；在诊疗天数上，参加出诊与义诊天数多，时间长。由此可见，全科医师给乡镇卫生院带来的社会效益是明显的，大大承担了基层乡镇卫生院的诊疗任务。

表 9-21　受聘全科医师的社会效益

项目	结果
诊疗人次（人次）	
全年诊疗	2000
全年计划免疫	0
全年婴幼儿保健	123
全年孕产妇保健	73
全年慢性疾病管理	156
全年急诊抢救	25
全年会诊	32
诊疗天数（天）	
每月出诊	15
全年义诊	15
全年健康教育	11
个年乡村医生培训	11

（2）满意度分析：乡镇卫生院对全科医生项目满意度分析包括全科医生的工作能力、工作态度和关系协调满意度 3 个方面。由表 9-22 可以看出，乡镇卫生院总体上对全科医生的工作能力、工作态度及关系协调方面满意度均较高。

表 9-22　乡镇卫生院对全科医生项目满意度评分

项目	平均分（分）
工作能力	4.50
工作态度	4.50
关系协调	4.00

3. 访谈与建议

通过对基层乡镇卫生院院长的访谈，我们了解到国家实行全科医生特岗特设计划提升了乡镇卫生院医疗公共卫生服务的能力，提高了服务效率，同时也增加了卫生院的医疗收入，具有很好的推广性和持续性。但是目前在乡镇卫生院开展全科医生计划也面临一些问题：一是目前的基层医疗技术水平亟待提高，乡镇卫生院的医疗技术水平还不太健全，有些甚至可以说是与标准相差甚远；二是由于基层各方面条件不如城市，大部分新进年轻医生工作 3～5 年都会选择离开，乡镇卫生院很难真正留住年轻医生长期在基层服务；三是全科医生的待遇、编制问题有待解决。

建议应进一步扩大对乡镇卫生院的扶持政策，切实解决全科医生人员的编制问题，积极改善乡镇医疗卫生人员的待遇，以利于留住人才。

第三节　小　　结

一、乡镇卫生院招聘执业医师政策

1. 政策主要功效

（1）乡镇卫生院招聘执业医师政策解决身份问题，有效吸引和相对稳定了一支经验丰富的基层卫生中坚力量。2007～2012 年，甘肃省共招聘了 430 名执业医师，尽管数量有限，但已经为服务能力较差的农村基层输入了能力较强的人才，明显地改善了乡镇卫生院的医疗服务水平。另外，政策执行效果好还体现在受聘执业医师留职意愿很强。大多数受聘医师表示，在乡镇卫生院的工作中，受到了院长及各级领导的关心，对从事的工作基本满意，认为自己能够发挥应有的作用，表示自己能够完成合同规定的 5 年服务期限，如果各方面待遇能继续提高，服务期满后还愿意留下来继续工作。离职人员比例较低。

（2）切实改善了乡镇卫生院整体技术服务水平。首先，招聘的执业医师均成为卫生院的骨干力量，甚至担任了某一科室的负责人，使乡镇卫生院基本临床科室技术力量薄弱的困难得到了缓解，各项服务的规范化程度也有一定程度的改善，门诊和住院人次均有明显提高；其次，许多乡镇卫生院院长表示受聘医师的能力普遍较高，工作非常勤奋，团结同事，提高了卫生院的整体医疗服务水平，吸引了附近甚至是其他乡镇的患者，改善了单位的经济效益；最后，服务期满后，"自收自支"人员身份得到解决，纳入编制管理后由财政部门统一负责工资福利，减轻了卫生院的负担。

（3）取得了良好的社会效益。一方面，当地居民对招聘执业医师的乡镇卫生院信任感增加，并且对执业医师的服务能力、服务态度等都非常满意；另一方面，吸引和保留业务能力较强的执业医师到偏远的乡镇卫生院工作，促进了各地区间基层医疗卫生服务能力均衡化。

2. 政策存在的主要问题

该政策在实施过程中也遇到了很多问题，焦点在编制和待遇的解决与协调上：

（1）项目资金：项目资金主要由中央财政专项拨款支持，但是，由于省情不同，甘肃省将每人每年20 000元经费分两拨来投入，受聘执业医师从2007～2013年始终为每月1500元的工资水平，严重影响其生活和工作积极性，抱怨也较多。

（2）项目管理协调：政策实施初期运行得非常顺利，到受聘执业医师服务期满，按实施方案和协议应该给予人员编制和财政工资时遇到了很多问题，导致受聘医师情绪很大。所以虽然项目总体管理比较好，但是如果能够更有效地协调卫生、人事、财政和编办的关系，将会对政策落实更有帮助。

（3）招聘规模及招聘条件：一方面，相对于实际需求和报考规模，招聘规模相对较小，这一点也与专项资金和空编名额偏少有关系；另一方面，招聘条件除限制执业医师资格外，还限制了年龄、学历。事实上，年龄大一些的执业医师其业务能力应该更强，有些执业医师因为是中专学历而无法参与考试，这都限制了优秀卫生人才的进入。河北、宁夏等省区对执业医师的招聘条件等做了调整，相对更加宽松，更利于优秀人才的吸引。

（4）同工同酬问题：在服务期内，如果和同工龄同职称同级别的人员相比，尤其是和比自己年龄还小的同事相比，收入还更低，这对于大多数卫生工作者来说都是无法接受的。因此，除了国家中央财政专项资金支持，更需要地方财政、卫生部门及乡镇卫生院改变绩效分配制度，努力做到同工同酬。

（5）培训机会及晋升发展问题：为了稳定招聘来的人才，相对倾斜的培训提升及职务职称晋升机会是非常必要的。除了工资待遇外，受聘执业医师更关注他们能力的提升和未来发展。

二、全科医生特岗特设计划政策

1. 受聘全科医生

通过分析可知，全科医生对工资待遇及晋升机会方面的满意度不高，主要是因为现行的全科医生特设岗位项目的实施并没有完全按照项目设计的要求完成，全科医生的待遇落实不到位，导致全科医生对项目的满意度较低。同时还有一些项目县市没有解决招聘全科医生的编制问题，现行的全科医生招聘方式为县招乡用，并且县级要求全科医生在乡镇卫生院服务满4年后进行考核，考核合格者入编，至于入编后编制在县级还是乡镇卫生院暂无定论，因此现阶段全科医生的身份归属问题没有解决，导致全科医生无法在乡镇卫生院生根落地，不能安心在乡镇卫生院工作。

2. 患者满意度分析

全科医生在乡镇卫生院的工作得到了患者的好评，使得乡镇卫生院的就医人数不断增加，因而为医院带来更大的经济效益。全科医生在乡镇卫生院的工作态度端正，全科医生本人也非常珍惜在乡镇卫生院的工作机会，努力学习，积极外出培训，不断增加自身的临床实践经验和理论知识。由于部分全科医生来自乡村医生，在乡镇卫生院除了承担门诊服务，还承担基本公共卫生服务，经常下乡为村民宣传保健知识及承担传染病的防治宣传工作，因此在村民中树立了很高的威信，周围居民对全科医生的工作表示非常满意。目前新农合报销比例为90%，极大地解决了患者在乡镇卫生院的看病贵的问题，患者对乡镇卫生院的收费比较满意。

3. 政府卫生部门

通过访谈发现各级政府卫生部门对国家实施全科医生特岗特设项目非常赞成，并认为此项措施是解决基层乡镇卫生院卫生人力资源匮乏的重要举措，对基层人民群众看病难的问题有一定的缓解作用。但在项目实施过程中也存在不少问题，具体表现在以下两点：一是工资福利待遇问题。按照全科医生特设岗位项目的计划，对于全科医生的福利待遇应该是国家财政补助3万元，四川省财政补助3万元，市级财政补助1万元，县级财政补助1万元，但目前实际情况是国家和省级财政补助资金已到位，而部分市、县的财政补助仍旧没有到位。二是全科医生的编制问题。目前实行的是在全科医生服务满4年后通过考核，并且考核合格后才入编，这就导致了现阶段全科医生的尴尬境地，既不属于乡镇卫生院也不属于县级医院；此外编制不明确导致后期管理也存在很大问题，县级医院和乡镇卫生院都把管理权推给对方，这就出现了双方都想管，但双方都不管的尴尬局面。

4. 乡镇卫生院

通过与基层乡镇卫生院院长的访谈，我们了解到国家实行全科医生特岗特设计划提升了乡镇卫生院医疗公共卫生服务的能力，提高了服务效率，同时也增加了卫生院的医疗收入，具有很好的推广性和持续性。但是目前在乡镇卫生院开展全科医生计划也面临着一些问题：一是目前的基层医疗技术水平亟待提高，乡镇卫生院的医疗技术水平还不太健全，有些甚至可以说是与标准相差甚远；二是由于基层各方面条件不如城市，大部分新进年轻医生工作3~5年都会选择离开，乡镇卫生院很难真正留住年轻医师长期在基层服务；三是全科医生的待遇、编制问题有待解决。

第十章

中国西部样本农村地区卫生人力政策需求分析

第一节　基于卫生工作者工作满意度的卫生人力政策需求分析

一、最期望改善的政策

在调查基层卫生工作者流动情况和离职意愿时，除了调查基层卫生工作者流入和流出的基本情况，更重要的是调查离职意愿和离职原因。本研究还调查了在假设条件改善的情况下，卫生工作者离职意愿改变的情况。

考虑卫生工作者最希望改善的各方面条件，设置了个人收入、个人工作能力、工作条件、职称晋升机会、职业环境秩序等因素。结果显示，基层卫生工作者最期望改善的条件是个人收入方面，其他因素因各省和各机构不同而各有差异。见图10-1、图10-2。

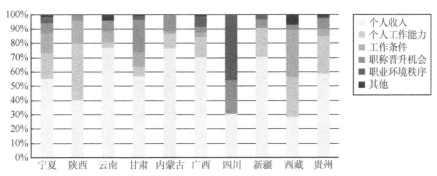

图 10-1　县级医疗机构卫生工作者最希望改善的方面

青海数据缺失

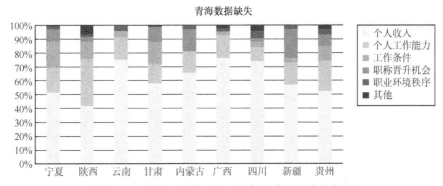

图 10-2　乡镇卫生院卫生工作者最希望改善的方面

青海、西藏数据缺失

从以上分析可以看出，大多数被调查者首先选择的离职原因和期望改善的方面是"个人收入"；其次，"个人工作能力"和"职称晋升机会"等也是重要方面。因此，对于大部分省份来说，提升卫生工作者的待遇水平是提高其工作满意度、降低其离职率的主要手段，但是在四川和西藏两个省区，需要分别注重职业环境秩序和工作条件的改善。

二、期望培训

期望培训主要从期望培训的内容、地点、形式、时间、费用报销等方面阐述。

1. 期望培训内容

关于卫生工作者的期望培训内容，设置了专业新知识新技术、常见病多发病的诊断治疗、专业技能、专业知识、医学基础知识等因素。

从调查情况看，县乡各机构基层卫生工作者最希望获得的培训内容是"专业新知识新技术"和"专业技能"。因此，县乡各机构在夯实专业技能的同时，应加大专业新知识和新技术的培训。对于乡镇卫生院来说，同时也要重视常见病、多发病诊治的培训，其常见病、多发病诊治的培训需求总体上高于县级医疗机构。见图10-3、图10-4。

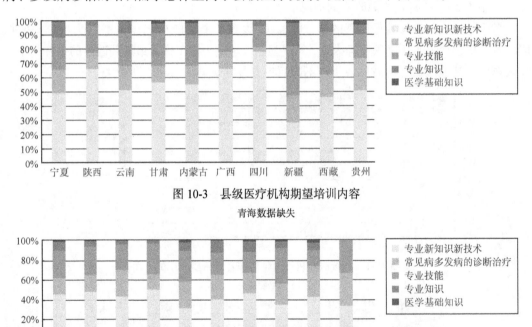

图 10-3　县级医疗机构期望培训内容

青海数据缺失

图 10-4　乡镇卫生院期望培训内容

西藏数据缺失

2. 期望培训地点

关于卫生工作者的期望培训地点，设置了省级医院、地级市医院、县级医院、医学院校、本单位等因素。

　　调查结果显示，县级医疗机构的卫生工作者主要期望培训地点是省级医院和地市级医院，希望在医学院校进行培训的占比并不高。而乡镇卫生院卫生工作者的期望培训地点主要是省级医院、地市级医院和县级医院，医学院校的培训占比也同样不高。乡镇卫生院卫生工作者希望在县级医院参加培训以提高业务水平和自身能力的比例较高。见图 10-5、图 10-6。

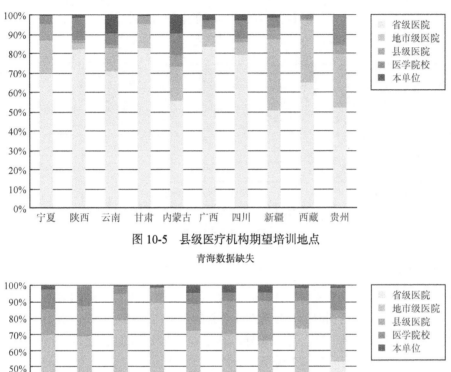

图 10-5　县级医疗机构期望培训地点
青海数据缺失

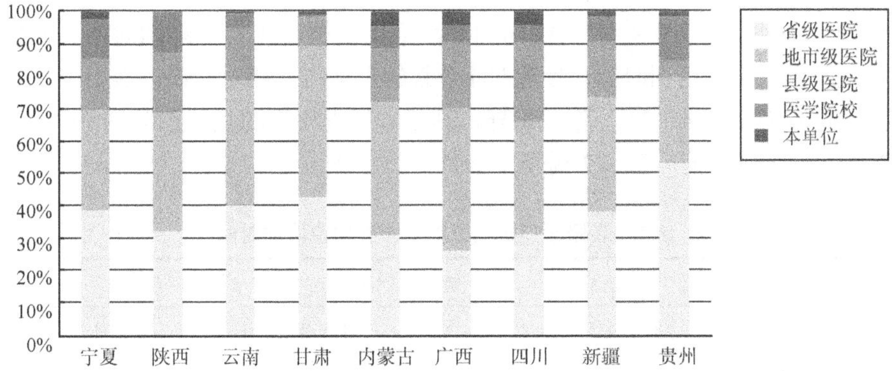

图 10-6　乡镇卫生院期望培训地点
青海、西藏数据缺失

3. 期望培训形式

　　关于卫生工作者的期望培训形式，设置了理论培训、专科进修、临床轮诊、针对某一技术走出去学习或专家指导、电视录像培训等因素。

　　县级机构和乡镇卫生院卫生工作者最期望得到的培训方式是"专科进修"和"针对某一项技术走出去学习或专家指导"。乡镇卫生院对"临床轮诊"形式的培训期望相对县级更高。除贵州样本县级医疗机构外，"电视录像"形式的培训虽然方便且成本较低，但从调查数据看并不受基层卫生工作者的欢迎。见图 10-7、图 10-8。

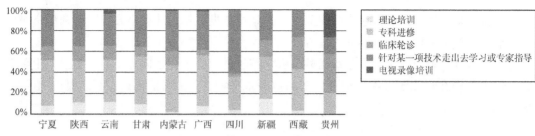

图 10-7　县级医疗机构期望培训形式

青海数据缺失

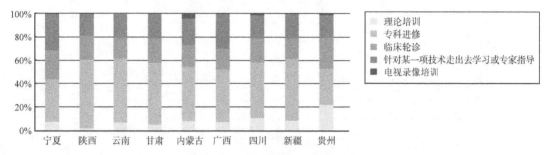

图 10-8　乡镇卫生院期望培训形式

青海、西藏数据缺失

4. 期望培训时间

除个别特例外，县级医疗卫生机构和乡镇卫生院被调查者在培训时间方面的期望体现基本一致特征：希望培训时间长度超过 1 个月的选项占比相对最高。表 10-1 为县级医疗机构卫生工作者期望培训时间，除四川外，其他省区占比高的几个选项是"6 个月以上"、"3～6 个月"、"1～3 个月"和"2 周至 1 个月"。

表 10-1　县级医疗机构卫生工作者期望培训时间　　　　　（单位：%）

省区	期望培训时间占比					
	6 个月以上	3～6 个月	1～3 个月	2 周至 1 个月	1～2 周	不足 1 周
宁夏	18.50	26.10	18.50	11.50	13.40	7.00
陕西	31.10	18.90	14.90	10.80	8.10	2.70
云南	19.10	27.40	14.00	16.60	21.00	1.90
甘肃	35.10	23.20	21.90	4.60	11.30	4.00
内蒙古	20.30	28.90	14.80	10.20	14.10	0.80
广西	18.50	19.90	13.20	9.90	26.50	6.60
四川	5.70	12.40	23.80	16.20	34.30	7.60
新疆	18.80	33.10	24.80	15.00	8.30	0.00
西藏	41.90	25.70	12.40	12.40	2.90	0.00
贵州	26.70	26.00	26.00	13.30	6.00	1.30

注：青海数据缺失

5. 期望培训费用

在职在岗培训是人力资源管理的重要部分，也是教育激励的主要内容之一。前面分析已经提出，西部各省区样本医疗卫生机构卫生工作者在回忆上次参加培训时，培训费用自费或报销情况各不相同。在考察期望培训费用报销需求时，却基本可以看出一致的期望：希望增加培训机会，同时希望培训费用能够"大部分报销"或"全部报销"。

仍然以县级医疗机构为例来说明，各个省区均至少有 70% 的卫生工作者期望培训费用能够"大部分报销"或"全部报销"。见表 10-2。

表 10-2　县级医疗机构卫生工作者期望培训费用　　（单位：%）

省区	期望培训费用占比				
	全部自费	小部分自费	报销一半	大部分报销	全部报销
宁夏	7.60	3.80	8.30	16.60	58.60
陕西	8.10	1.40	4.10	20.30	51.40
云南	1.30	0.00	1.90	30.60	66.20
甘肃	4.60	2.60	4.60	15.90	72.20
内蒙古	3.90	0.80	3.10	31.20	47.70
广西	0.00	6.60	0.70	10.60	74.20
四川	5.70	1.00	0.00	24.80	68.60
新疆	3.80	3.00	6.80	21.10	65.40
西藏	4.80	0.00	4.80	23.80	61.90
贵州	2.70	0.00	1.30	16.70	76.70

青海数据缺失

综上，农村地区医疗机构想要通过在职在岗培训来提高卫生工作者满意度，其提供的培训需要满足能够在夯实专业技能的同时学习到专业新知识和新技术，培训地点为上级或更上一级医疗机构，培训以专科进修或针对某一项技术走出去学习或专家指导的形式展开，培训周期在 1 个月以上，以及自费比例较小等条件。

三、期望收入

期望收入水平

在对样本农村地区县级和乡镇医疗卫生机构卫生工作者收入现状及满意度描述之后，有必要对他们的期望收入水平进行考察。研究设计了两项指标用于分析卫生工作者期望收入水平。

（1）期望工资收入与社会平均工资对比：对大部分基层卫生工作者而言，他们普遍认同医疗卫生行业的专业技术特征和重要性，对被调查者的期望工资收入与社会平均工资进行对比调查，结果见表 10-3。

<table>
<tr><td colspan="6" align="center">表 10-3　期望工资收入与社会平均工资对比占比　　　　　　　　（单位：%）</td></tr>
</table>

医疗机构	持平	高 1~2 倍	高 2~3 倍	高 3~4 倍	高 4 倍以上
县级医疗卫生机构	13.660 4	41.358 5	27.169 8	9.660 4	8.150 9
县中医院	16.746 4	37.679 4	28.588 5	9.689 0	7.296 7
县妇幼保健院	14.343 7	40.324 8	27.198 9	10.690 1	7.442 5
县疾病预防控制中心	17.621 5	45.138 9	25.173 6	6.944 4	5.121 5
乡镇卫生院	21.457 0	42.053 0	26.622 5	6.622 5	3.245 0

　　表 10-3 结果显示，县级医疗机构和乡镇卫生院均呈现一致特征：认为应该比社会平均工资"高 1~2 倍"和"高 2~3"倍的比例约占了 60%~70%。认为应该"持平"的仅占 16% 左右。还有部分卫生工作者（约 15%）认为应该"高 3~4 倍"，甚至"高 4 倍以上"。因此，大多数基层卫生工作者都认为自己的工作更具有社会价值，认为其工资收入应该比当地社会平均工资高出数倍。

　　（2）期望收入水平：分别对县级医疗机构、乡镇卫生院的期望收入进行调查，结果见图 10-9、图 10-10。再将县级医疗机构卫生工作者的期望收入水平进行省际对比，见图 10-11。

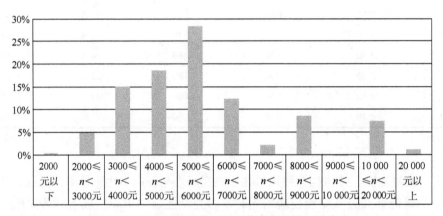

图 10-9　县级医疗机构卫生工作者期望收入及占比

n 代表收入水平，下同

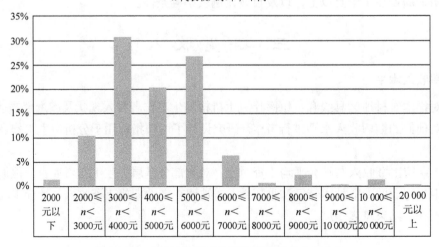

图 10-10　乡镇卫生院卫生工作者期望收入及占比

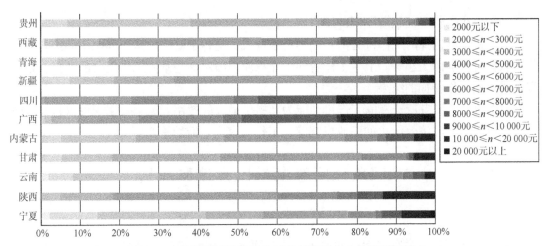

图 10-11 县级医疗机构卫生工作者期望收入各省区间对比
由于各省区间对比差异较大，其他机构仅考察总体期望收入及占比

对县级医疗机构而言，期望工资月收入占比最高的是"5000≤n<6000 元"这一收入段，"3000≤n<4000 元"、"4000≤n<5000 元"和"6000≤n<7000 元"收入段占比次之。还有部分（5.00%～10.00%）卫生工作者期望收入达到了"8000≤n<9000 元"和"10000≤n<20000 元"。

对乡镇卫生院来说，期望工资收入占比最高的是"3000≤n<4000 元"收入段，其次是"5000≤n<6000 元"收入段。总体看，乡镇卫生院卫生工作者期望收入略低于县级机构，但期望收入差距不大。

再考察各省区间卫生工作者期望收入的差异，发现差异较大。以县级医疗机构为例，可以看出，四川、广西对"6000≤n<7000 元"和"8000≤n<9000 元"这两个收入段的期望占比相对其他省区更高。

第二节　基于离散选择实验的卫生人力政策需求分析

离散选择实验（DCE）模型，也被称为基于选择的结合分析模型。DCE 描述了决策者（个人、家庭、企业或其他的决策单位）在多个可供选择的集合中做出的选择，并且每个可供选择的集合都包含不同的条件属性。

本研究还以宁夏为案例，开展离散选择实验，以进一步判断基层卫生工作者卫生人力政策需求。

一、DCE 应用的基本假设

DCE 测量卫生工作者的工作意愿，而非其实际工作选择。在效用最大化的前提下，借助统计分析，DCE 可量化分析各因素对卫生工作者工作意愿影响的相对重要性。故它的应用包含 3 个基本假设。

（1）卫生工作者面临着不同的工作选择机会。

（2）每个可选择的工作机会由不同的特征构成，是各个研究因素不同水平的组合，如收入和晋升机会的大小等。卫生工作者的工作意愿，即对这些不同工作机会的选择，是权衡这些不同工作特征的结果。

（3）卫生工作者所选择的工作机会能为其提供最大的效用。这个效用既可以是经济效用，也可以是非经济效用（如职业成就感、工作和家庭生活的平衡等）。

二、DCE 问卷激励因素选取原则

1. 代表性

基层卫生工作者激励因素选取要求因素少而精，由于 DCE 问卷中可以采纳的因素数量为 5～8 个，所以要求因素具有代表性，可以突出选择的重点。能够激励卫生工作者的因素很多，但不可能将所有指标都列入，应该选择一些关系卫生工作者切身利益、具有代表性的因素。

2. 可操作性

选取激励因素，设计 DCE 调查问卷是为了测量和选取有效的激励因素，进而制订有效的激励政策，因此，选择激励因素的时候要注重因素获取和量化的难易度，使问卷设计完成后进行调查时具有高的可操作性和可检验性，能够反映基层卫生工作者的偏好。

3. 科学性

激励因素的筛选必须立足于实际，既有理论依据的支持也能反映基层卫生工作者实际的偏好。各个因素之间相互独立又相互联系，共同构成一个有效的机会组合。选择指标时应注意指标的来源是否合理、多元化，最好是来自于各个部门、各个岗位及多类型的文献当中，且问卷组合是一系列因素的组合，这种组合要具有科学性。

4. 动态性

动态性原则是指激励因素在一定时期内是相对稳定的，但是随着社会经济的发展同样需要进行适当调整。

5. 定量与定性相结合

定量研究反映真实数据，定性研究为定量研究提供理论依据，同时定性中穿插定量更有利于揭露更多隐匿内容，两者互为补充和强化对方的功效。

三、激励因素的确定

按照激励因素选取的原则，确定本次研究的 44 个备选指标，其中一级指标为薪酬、生活保障、工作环境、人文环境和自我实现个人自我发展机会，二级指标包括各细分类指标，见表 10-4。

表 10-4　宁夏基层卫生人员激励因素

一级指标	二级指标
薪酬	薪金
	津贴
	技能工资
	绩效工资
生活保障	住房
	工作量
	工作地点
	交通环境
	交通工具
	日工作时间
	编制
	福利待遇
	假期
	工作稳定性
工作环境	工作设备
	药品设备
	基础设施
	奖金方案
	管理制度是否完善
	领导作风
	领导能力
	公平的考核机制
	奖惩措施
	保险方案
	组织决策参与权
	管理机制
	医患关系
	政策支持
人文环境	人际关系
	设施所有权
	社区环境
	社会福利设施
	解决子女就读
	配偶问题
	医院归属感
	工作认同感
	社区治安环境
	社区生活丰富程度

续表

一级指标	二级指标
自我实现个人自我发展机会	培训机会
	教育机会
	升职机会
	社会地位
	职称晋升
	医学教育

总体而言，在一级指标"薪酬"中包括薪金、津贴、技能工资及绩效工资；在"生活保障"指标中包括住房、工作量、工作地点、交通环境、交通工具、日工作时间、编制、福利待遇、假期及工作稳定性；在"工作环境"指标中包括工作设备、药品设备、基础设施、奖金方案、管理制度是否完善、领导作风、领导能力、公平的考核机制、奖惩措施、保险方案、组织决策参与权、管理机制、医患关系及政策支持；在"人文环境"指标中包括人际关系、设施所有权、社区环境、社会福利设施、解决子女就读、配偶问题、医院归属感、工作认同感、社区治安环境及社区生活丰富程度；在"自我实现个人自我发展机会"指标中包括培训机会、教育机会、升职机会、社会地位、职称晋升及医学教育。

选取激励因素后，本研究通过利用德尔菲法，最终筛选出代表性指标：月收入与津贴（薪金、津贴）、工作地点、编制、工作设备、奖惩措施、解决子女就读、培训机会、职称晋升。

四、利用正交实验设计，确定工作组合

利用正交实验设计，最终得到 16 种工作机会，从中选择一种各个属性的水平都比较平均的工作机会作为对照，另外 15 种工作机会分别与之配对，构成 15 对选择，被调查者从每一对选择中选出其更偏好的一种工作机会。配对情况见表 10-5。

表 10-5　正交实验配对结果

编号	月收入与津贴	工作地点	解决子女就读	培训机会	奖惩措施	工作设备	编制	职称晋升时间
1	4000	城市	否	无	无明确奖惩措施	设备完善	有编制	5 年
2	2000	农村	否	无	有明确奖惩措施	设备完善	无编制	3 年
3	3000	城市	否	有	无明确奖惩措施	设备不完善	无编制	3 年
4	5000	农村	否	有	无明确奖惩措施	设备完善	有编制	3 年
5	5000	农村	否	有	有明确奖惩措施	设备不完善	有编制	5 年
6	2000	农村	否	无	无明确奖惩措施	设备不完善	无编制	5 年
7	4000	城市	否	无	有明确奖惩措施	设备不完善	有编制	3 年
8*	4000	农村	是	有	无明确奖惩措施	设备完善	无编制	3 年
9	2000	城市	是	有	有明确奖惩措施	设备完善	有编制	5 年

续表

编号	月收入与津贴	工作地点	解决子女就读	培训机会	奖惩措施	工作设备	编制	职称晋升时间
10	4000	农村	是	有	有明确奖惩措施	设备不完善	无编制	5 年
11	2000	城市	是	有	无明确奖惩措施	设备不完善	有编制	3 年
12	3000	农村	是	无	无明确奖惩措施	设备不完善	有编制	5 年
13	5000	城市	是	无	有明确奖惩措施	设备不完善	无编制	3 年
14	5000	城市	是	无	无明确奖惩措施	设备完善	无编制	5 年
15	3000	农村	是	无	有明确奖惩措施	设备完善	有编制	3 年
16	3000	城市	否	有	有明确奖惩措施	设备完善	无编制	5 年

*其中选择工作机会 8 为对照，另外 15 个工作机会与之配对

五、利用 Excel 2010 录入资料

本研究中通过正交实验设计得出 15 种工作组合，在录入时要将数据转换成特定格式进行录入，将对照组的工作 A 与其他 15 种的工作 B 进行比较，那么被调查者需要进行 15 次的调动工作机会的选择，每组工作机会有两种不同属性的工作特征，每位调查对象共有 30 行的数据。具体录入形式见表 10-6。

表 10-6　DCE 问卷录入样本

问卷编号	编号	配对	月收入与津贴	工作地点	解决子女就读	培训机会	奖惩措施	工作设备	编制	职称晋升时间	选择
1	1	1	4000	1	0	0	0	1	1	0	1
1	2	1	4000	0	1	1	0	1	0	1	0
1	3	2	4000	0	1	1	0	1	0	1	0
1	4	2	2000	0	0	0	1	1	0	1	1
1	5	3	4000	0	1	1	0	1	0	1	0
1	6	3	3000	1	1	1	0	0	0	1	1
1	7	4	5000	0	0	1	0	1	1	1	1
1	8	4	4000	0	1	1	0	1	0	1	0
1	9	5	5000	0	0	1	1	0	1	0	1
1	10	5	4000	0	1	1	0	1	0	1	0
1	11	6	4000	0	1	1	0	1	0	1	0
1	12	6	2000	0	0	0	0	0	0	0	1
1	13	7	4000	1	0	0	1	0	1	1	1
1	14	7	4000	0	1	1	0	1	0	1	0
1	15	8	2000	1	1	1	1	1	1	0	1
1	16	8	4000	0	1	1	0	1	0	1	0
1	17	9	4000	0	1	1	0	1	0	1	0
1	18	9	4000	0	1	0	0	0	1	1	1

续表

问卷编号	编号	配对	月收入与津贴	工作地点	解决子女就读	培训机会	奖惩措施	工作设备	编制	职称晋升时间	选择
1	19	10	2000	1	1	1	0	0	1	1	1
1	20	10	4000	0	1	1	0	1	0	1	0
1	21	11	4000	0	1	1	0	1	0	1	0
1	22	11	3000	0	1	0	0	0	1	0	1
1	23	12	4000	0	1	0	0	1	0	1	0
1	24	12	5000	1	1	0	1	0	0	1	1
1	25	13	5000	1	1	0	0	1	0	0	1
1	26	13	4000	0	1	1	0	1	0	1	0
1	27	14	4000	0	1	1	0	1	0	1	0
1	28	14	3000	0	1	1	0	1	1	1	0
1	29	15	4000	0	1	1	0	1	0	1	0
1	30	15	3000	1	0	1	1	1	0	1	1
⋮	⋮	⋮	⋮	⋮	⋮	⋮	⋮	⋮	⋮	⋮	⋮

六、调查对象基本情况

本次问卷调查在宁夏共调查 400 人，采取随机抽样调查，调查机构包括省级三甲医院（A）1 所、县级医院（B）3 所、乡镇卫生院（C）6 所、社区卫生服务中心（D）3 所、医学院校（E）（调研对象为该校毕业生）1 所。

1. 调查对象基本情况

由表 10-7 可知，省级三甲医院中男性多于女性，户口所在地农村多于城市；县级医院与乡镇卫生院中，工作人员户口所在地多为城市；社区卫生服务中心中女性明显多于男性，且户口多数在农村；医学院校毕业生中女性多于男性。

表 10-7　调查对象基本信息　　（单位：人）

机构	医生	护士	行政人员	男性	女性	户口所在地	
						城市	农村
A	50	50	0	63	37	45	55
B	10	10	10	14	16	23	7
C	18	9	23	32	18	42	8
D	14	2	4	5	15	7	13
E	100	50	50	87	113	109	91
合计	192	121	87	201	199	226	174

2. 调查对象年龄构成情况

由表 10-8 可知，此次调查对象中乡镇卫生院与社区卫生服务中心中 30～39 岁的卫生工作者所占比例较大，而在省级医院中 40～49 岁的卫生工作者所占比例较大，在县级医院和医学院校毕业生中小于 30 岁的卫生工作者所占比例较大。

表 10-8　调查对象年龄构成　　（单位：人）

年龄（岁）	A	B	C	D	E	合计
＜30	25	12	17	2	187	243
30～39	12	5	21	12	13	63
40～49	45	10	5	3	0	63
≥50	18	3	7	3	0	31

3. 调查对象学历构成情况

由表 10-9 可知，此次调查对象中省级医院、县级医院和医学院校毕业生中本科学历的卫生工作者所占比例较大，而在乡镇卫生院和社区卫生服务中心中专科学历的卫生工作者所占比例较大。在 400 名被调查者中，92%拥有硕士及以上学历的卫生工作者都集中在省级医院。

表 10-9　调查对象学历构成　　（单位：人）

学历	A	B	C	D	E	合计
中专及以下	0	1	3	3	0	7
专科	17	12	43	12	50	134
本科	60	15	4	5	150	234
硕士及以上	23	2	0	0	0	25

七、利用 Stata 软件进行 clogit 模型分析结果

基于离散选择实验的方法，利用条件 Logistic 回归模型（即配对 Logistic 模型）进行分析，通过 Stata 软件的 clogit 模块实现，执行为命令：clogit y x_1 x_2 x_3...m，group（配对编号）。

回归系数的大小和方向反映各个属性对被调查者工作偏好影响程度的大小和方向。数值为正数的回归系数表示被调查者对该属性具有正向的工作偏好（即喜好），数值为负数的回归系数表示被调查者对该属性具有负向的工作偏好（即厌恶）。

1. 调查对象总体工作偏好回归结果

由表 10-10 可知，调查对象总体工作偏好回归结果中，8 个激励因素回归系数均为正数并且均大于 0.75，其中月收入与津贴回归系数最大，为 1.51，标准差为 0.11；培训机会的回归系数最小，为 0.77，标准差为 0.17。所有的 8 种工作属性因素在回归方程中都具有统计学意义（$P<0.05$）。基层卫生人员都会偏好更高的收入、靠近城市的工作地点、能够解决子女就读、有更多的培训机会、明确的奖惩措施、更好的工作条件、带编制和职称晋升时间较短的工作。总体来看，提升基层卫生工作者工作偏好，首先应当提高其月收入与

津贴、解决编制问题。

表 10-10   调查对象总体工作偏好回归结果

指标	回归系数	标准差	P
月收入与津贴	1.51	0.11	<0.05
工作地点	1.29	0.17	<0.05
解决子女就读	0.96	0.15	<0.05
培训机会	0.77	0.17	<0.05
奖惩措施	0.89	0.13	<0.05
工作设备	1.23	0.12	<0.05
编制	1.46	0.11	<0.05
职称晋升时间	0.99	0.13	<0.05

2. 不同机构调查对象工作偏好回归结果

由表 10-11 可知，不同机构卫生工作者工作偏好之间的差异有统计学意义（$P<0.05$），省级医院卫生工作者和医学院校毕业生比较相似。3 类机构的卫生工作者最为偏好的因素均为"月收入与津贴"，其中，省级医院卫生工作者的回归系数最高，为 1.62。省级医院卫生工作者偏好因素回归系数最低的是"解决子女就读"，为 0.65；基层卫生机构卫生工作者偏好因素回归系数最低的是"奖惩措施"，为 0.82；医学院校毕业生工作偏好因素回归系数最低的是"解决子女就读"，为 0.76。

表 10-11   不同机构调查对象工作偏好回归结果

指标	回归系数			P
	省级医院卫生工作者	基层卫生机构卫生工作者	医学院校毕业生	
月收入与津贴	1.62	1.58	1.59	<0.05
工作地点	1.57	0.98	1.23	<0.05
解决子女就读	0.65	1.14	0.76	<0.05
培训机会	0.66	0.97	0.91	<0.05
奖惩措施	1.28	0.82	1.05	<0.05
工作设备	1.47	0.92	1.44	<0.05
编制	1.47	1.10	1.31	<0.05
职称晋升时间	0.73	0.87	1.07	<0.05

总体来看，3 个不同机构的调查对象对于月收入与津贴都最为重视，但基层卫生机构的卫生工作者和医学院校毕业生比较注重培训机会；省级医院的卫生工作者除了工作地点和月收入与津贴外，比其他两个机构的卫生工作者更重视编制和工作设备；医学院校毕业生比另两个机构卫生工作者更重视职称晋升的时间；而基层卫生机构卫生工作者比省级医院卫生工作者和医学院校毕业生更加重视解决子女就读。

3. 不同岗位调查对象工作偏好回归结果

由表 10-12 可知，不同岗位卫生工作者工作偏好之间的差异有统计学意义（$P<0.05$），医生工作偏好因素回归系数最高的是"工作地点"，为 1.59，回归系数最低的是"解决子女就读"，为 0.72；护士工作偏好因素回归系数最高的是"月收入与津贴"，为 1.57，回归系数最低的是"培训机会"，为 0.67；卫生行政人员工作偏好因素回归系数最高的是"编制"，为 1.47，最低的是"工作设备"，为 0.74。

表 10-12　不同岗位调查对象工作偏好回归结果

指标	回归系数			P
	医生	护士	卫生行政人员	
月收入与津贴	1.31	1.57	1.44	<0.05
工作地点	1.59	1.54	1.07	<0.05
解决子女就读	0.72	1.13	0.96	<0.05
培训机会	1.27	0.67	1.31	<0.05
奖惩措施	1.01	0.92	1.43	<0.05
工作设备	1.52	1.12	0.74	<0.05
编制	1.26	0.91	1.47	<0.05
职称晋升时间	1.33	0.78	1.36	<0.05

总体来看，比起月收入津贴，医生更在意的是工作地点、工作设备和职称晋升时间；而护士更在意的是月收入与津贴和工作地点；医生和行政人员比护士更注重培训机会；卫生行政人员工作偏好回归系数排在第 1 位的是编制，其次是月收入与津贴及奖惩措施，这与卫生行政人员工作内容相对难以量化考评的现实有关。

4. 不同性别调查对象工作偏好回归结果

由表 10-13 可以看出，不同性别卫生人员工作偏好之间的差异有统计学意义（$P<0.05$）。男性工作偏好因素回归系数最高的是"培训机会"，为 1.47，回归系数最低的是"解决子女就读"，为 0.66；女性工作偏好因素回归系数最高的是"月收入与津贴"，为 1.47，回归系数最低的是"职称晋升时间"，为 0.74。

表 10-13　不同性别调查对象工作偏好回归结果

指标	回归系数		P
	男性	女性	
月收入与津贴	1.25	1.47	<0.05
工作地点	0.95	1.32	<0.05
解决子女就读	0.66	1.33	<0.05
培训机会	1.47	0.98	<0.05
奖惩措施	0.87	0.95	<0.05
工作设备	1.02	1.14	<0.05
编制	1.38	1.21	<0.05
职称晋升时间	0.89	0.74	<0.05

总体来看，男性比女性更注重自我实现的指标，其中男性对于培训机会、编制和职称晋升时间的工作偏好回归系数均高于女性；女性则更注重月收入与津贴、工作地点、解决子女就读等生活保障方面的指标。

5. 不同户口所在地调查对象工作偏好回归结果

由表 10-14 可知，不同户口所在地卫生工作者工作偏好之间的差异有统计学意义（$P<0.05$）。城市卫生工作者工作偏好因素回归系数最高的是"月收入与津贴"，为 1.39，回归系数最低的是"工作设备"，为 0.82；农村卫生工作者工作偏好因素回归系数最高的是"月收入与津贴"，为 1.52，回归系数最低的是"职称晋升时间"，为 0.84。

表 10-14 不同户口所在地调查对象工作偏好回归结果

指标	回归系数		P
	城市	农村	
月收入与津贴	1.39	1.52	<0.05
工作地点	1.26	0.97	<0.05
解决子女就读	0.87	1.02	<0.05
培训机会	1.13	0.89	<0.05
奖惩措施	0.99	0.85	<0.05
工作设备	0.82	1.24	<0.05
编制	1.26	1.47	<0.05
职称晋升时间	1.01	0.84	<0.05

总体来看，月收入与津贴均为两类对象排在第 1 位的指标，户口所在地在城市的卫生工作者对于工作地点、培训机会、奖惩措施和职称晋升时间的工作偏好回归系数高于农村的卫生工作者；户口所在地在农村的卫生工作者则更注重月收入与津贴、解决子女就读、工作设备和编制。

6. 不同年龄调查对象工作偏好回归结果

从表 10-15 可以看出，不同年龄卫生工作者工作偏好之间的差异有统计学意义（$P<0.05$）。30 岁以下卫生工作者工作偏好因素回归系数最高的是"月收入与津贴"，为 1.53，回归系数最低的是"工作地点"、"解决子女就读"和"培训机会"，均为 0.97；50 岁及以上卫生工作者工作偏好因素回归系数最高的是"工作地点"，为 1.52，回归系数最低的是"解决子女就读"，为 0.66。

表 10-15 不同年龄调查对象工作偏好回归结果

指标	回归系数				P
	30 岁以下	30～39 岁	40～49 岁	50 岁及以上	
月收入与津贴	1.53	1.51	1.32	1.17	<0.05
工作地点	0.97	1.31	1.47	1.52	<0.05
解决子女就读	0.97	1.15	0.65	0.66	<0.05
培训机会	0.97	0.92	1.37	1.01	<0.05
奖惩措施	1.13	0.82	0.76	0.96	<0.05

指标	回归系数				P
	30 岁以下	30～39 岁	40～49 岁	50 岁及以上	
工作设备	1.47	1.19	1.25	0.91	<0.05
编制	1.41	1.26	1.17	0.73	<0.05
职称晋升时间	0.99	1.31	0.92	0.88	<0.05

各年龄组对比来看，30 岁以下的卫生工作者对编制和奖惩措施的偏好明显高于其他年龄组；30～39 岁的卫生工作者对解决子女就读和职称晋升时间的偏好显著高于其他年龄组，前者与其生活现状有关，后者则与其所处的职业生涯发展阶段密切相关；40～49岁的卫生工作者对培训机会的偏好显著高于其他年龄组；50 岁及以上的卫生工作者则相对更重视工作地点。

7. 不同学历调查对象工作偏好回归结果

由表 10-16 可知，不同学历卫生工作者工作偏好之间的差异有统计学意义（$P<0.05$）。中专及以下学历卫生工作者工作偏好因素回归系数最高的是"月收入与津贴"，为 1.47，回归系数最低的是"奖惩措施"，为 0.73；专科学历卫生工作者工作偏好因素回归系数最高的是"月收入与津贴"，为 1.44，回归系数最低的是"奖惩措施"，为 0.82；本科学历卫生工作者工作偏好因素回归系数最高的是"月收入与津贴"，为 1.52，回归系数最低的是"奖惩措施"，为 0.90；硕士及以上学历卫生工作者工作偏好因素回归系数最高的是"月收入与津贴"，为 1.61，回归系数最低的是"解决子女就读"，为 0.85。

表 10-16　不同学历调查对象工作偏好回归结果

指标	回归系数				P
	中专及以下	专科	本科	硕士及以上	
月收入与津贴	1.47	1.44	1.52	1.61	<0.05
工作地点	0.78	0.92	1.27	1.51	<0.05
解决子女就读	1.04	1.35	0.96	0.85	<0.05
培训机会	0.81	0.95	1.01	0.98	<0.05
奖惩措施	0.73	0.82	0.90	0.96	<0.05
工作设备	1.03	1.16	1.25	1.04	<0.05
编制	1.21	1.31	1.24	1.37	<0.05
职称晋升时间	0.95	1.03	1.20	0.97	<0.05

总体来看，不同学历调查对象工作偏好回归结果第 1 位的都是月收入与津贴，回归系数均大于 1.40；中专及以下学历调查对象对于工作地点指标回归系数偏小；专科学历调查对象对于解决子女就读的激励因素回归系数是 4 组调查对象中最高的；本科学历调查对象对职称晋升时间的偏好大于其他学历的组别；而硕士及以上学历调查对象对于工作地点、编制的回归系数是 4 组调查对象中最高的，回归系数分别为 1.51 和 1.37。

第三节　小　　结

　　样本农村地区基层卫生工作者对卫生人力资源政策的认知及满意度较低，也代表了对人力资源政策的需求更加强烈，需要从工资收入、培训、工作能力提升、职称晋升机会、生活居住条件、执业环境等各个方面进行改善。目前最主要的人力政策需求在于符合基层工作量、较差的工作条件和工作能力提升机会等方面的收入及能力提升方面的政策倾斜。

第十一章

讨论与建议

第一节 讨 论

一、中国西部农村地区卫生人力配置情况

西部地区各省份之间卫生人力配置存在显著的区域性差异。利用基尼系数与泰尔指数从人口、地理与经济 3 个角度对西部地区卫生人力资源配置公平性进行评价，结果显示，西部地区卫生人力资源按人口和经济配置公平性较好，而按地理面积配置公平性则较差，该结果与全国卫生人力资源配置公平性一致。

进一步分析发现，全国卫生人力资源按地理面积配置的不公平主要由西部地区卫生人力资源按地理面积配置的不公平导致，中国东部地区和中部地区按人口、地理和经济配置公平性均较好。中国西部地区按地理面积配置不公平主要源于政府长期采用统一的"人向性"卫生人力资源配置模式，而未考虑到西部地区（如新疆、西藏、陕西、宁夏等省区）的地域特点，尽管其人口配置公平性良好，但由于这些省区地广人稀或处于交通不便的高原地带和山区地带，导致其居民的卫生人力资源地理可及性较差，从而影响其就医效率。中国西部地区卫生人力资源配置公平性分析框架分析结果显示，内蒙古、新疆和西藏等省区的卫生人员密度明显低于其他省份，每平方公里卫生人员数较其他省份差别巨大。

从国际经验来看，针对农村和偏远地区卫生服务可及性差的现状，各国均尝试采取倾斜政策，促进农村和偏远地区卫生人力的吸引和保留。如澳大利亚采用地区分级标准引导卫生人力政策的制定和实施[1]，巴西[2]和墨西哥[3]引入地理信息系统用于优化卫生人力资源的配置，以加纳为代表的非洲国家对偏远省份给予更高的财政补贴以吸引卫生人员[4]，日本则是针对农村和偏远地区人口密度小、老年人比例高等特点配置更多的资源[5]。

①MCGRAIL M R, HUMPHREYS J S, 2009. Geographical classifications to guide rural health policy in Australia .Australia and New Zealand Health Policy，6（1）：28.

②SCHUURMAN N, LEIGHT M, BERUBE M, 2008. A Web-based graphical user interface for evidence-based decision making for health care allocations in rural areas. International Journal of Health Geographics，7（1）：49.

③ROCHA G M, MARTINEZ A M, RIOS E V, et al, 2005. Resource allocation equity in northeastern Mexico. Health Policy，70（3）：271-279.

④ASANTE A D, ZWI A B, HO M T, 2006. Equity in resource allocation for health：A comparative study of the Ashanti and Northern Regions of China. Health Policy，78（2-3）：148.

⑤SAAKI H，OTSUBO T，IMANAKA Y C，2013. Widening disparity in the geographic distribution of pediatricians in Japan. Human Resources for Health，11（1）：1.

　　本研究曾尝试制订一个统一的"地理导向型"卫生人力资源配置标准[①]，从而提高卫生人力资源按地理面积配置的公平性，但与此同时，由于人口密度的影响，卫生人力资源按人口配置会出现不公平现象。如西藏地区，尽管其地理面积很大，但其人口密度却非常小，假定按"地理导向型"配置标准配置卫生人力资源，配置后其拥有的卫生人力数量应该是全国第二多的地区（第一为新疆），但其总人口数量却为全国最少，如果计算此时的全国或西部地区卫生人力资源按人口配置公平性，其结果显然是非常不公平的。从上述分析中可以发现，中国卫生人力资源按照人口配置和按照地理面积配置的公平性是不可兼得的，追求其一的公平性则必须舍弃另一公平性。实际上，在现行国家"人口导向型"卫生人力资源配置模式基础上，应结合西部地区特色，倾斜性地配置更多卫生人力，从而提高西部地区卫生人力资源的地理可及性（效率），而配置依据与配置标准则需要根据各省地域特色单独进行测算。

　　除上述之外，本课题对地广人稀地区卫生工作者密度指数的测量进行了创新性的研究。本研究提出的中国西部地广人稀地区农村医疗卫生工作人员密度的测算方法，首先对各农村卫生工作人员进行人口分布的测算，计算出实际卫生工作者利用率，以解决传统测算方法按人口"理想化"均匀分布计算造成的偏差，然后，再利用各个农村地形的不同，计算出农村卫生工作者实际工作的面积范围，两者的比值即为中国西部地广人稀地区农村卫生工作者的密度。但以这种方法计算的农村卫生工作者密度仍存在一定的局限性。由于资料的时效性，在研究的过程中多少会出现一定的偏差，因此在设计和统计的过程中，更好地完善人口密度分布的建模及地理面积的建模需要具有相关专业背景的人士继续深究，有进一步细化的必要。尽管如此，该方法较传统的人口密度计算方法有了很大的改进，其局限性为将来进一步研究提供了后续的思路。

二、中国西部样本农村地区卫生人力基本专业知识测试情况

　　（1）本研究主要对中国西部农村地区样本卫生人力的基本专业知识得分情况进行了分析与讨论。本研究涉及各类卫生机构最多的样本省份是贵州、四川、甘肃，涉及各类卫生机构最少的样本省区是青海、宁夏、西藏。涉及各类卫生机构中，以县医院、乡镇卫生院、妇幼保健院为主，超过样本卫生机构数量的60%，村卫生室数量最少，不足样本卫生机构数量的7%，各类型卫生机构数量分布不均衡。性别对基本专业知识测试得分具有显著影响，女性卫生人员测试得分（19.83分）显著高于男性卫生人员测试得分（18.74分）；从业前接受过医学专业教育的卫生人员测试得分（19.49分）显著高于从业前未接受过医学专业教育的卫生人员测试得分（18.69分）。总体来看，省区、卫生机构类型、性别、从业前是否接受过医学专业教育4个因素对于卫生人员测试得分级别存在显著影响。

　　（2）通过对中国西部样本农村地区卫生人力基本专业知识掌握水平情况分析，得出以下结论：整体上，西部11个省区农村地区样本卫生人力基本专业知识测试平均得分为19.30分，处于不及格的水平，且不及格率接近60%，仅有5.20%的卫生人员测试结果为优秀，

---

①类似于"人向性"卫生人力资源配置标准，如每平方公里配置 x 名卫生技术人员。

这可能与本项目研究对象以西部农村地区且医疗机构处于县级医疗机构以下的卫生机构的卫生工作者为主有关，说明西部农村 11 个省区农村地区卫生人力质量有待进一步提高。从各省区卫生人力测试得分情况看，云南是唯一测试结果及格的省份，为 24.20 分，其余 10 个省区（甘肃、广西、贵州、内蒙古、宁夏、青海、陕西、四川、西藏、新疆）的样本卫生人力测试得分均处于不及格水平，新疆、西藏、宁夏的卫生人力测试得分优秀率为 0。此外，西部各样本省区农村卫生人力测试得分极差普遍较大，说明西部各样本省区农村卫生人力质量不均衡，存在较大差异，这与地域间经济发展水平、地理位置、人才政策等客观因素密切相关。从各类卫生机构卫生人力测试得分情况看，妇幼保健院、中医院、疾病预防控制中心卫生人力测试得分普遍较高，妇幼保健院得分最高，为 20.56 分，县医院、乡镇卫生院、村卫生室卫生人力测试得分普遍较低，村卫生室得分最低，为 17.17 分，且各类卫生机构卫生人力测试得分水平均处于不及格水平。各类卫生机构得分极差普遍较大，说明西部各类卫生机构卫生人力质量不均衡，存在较大差异，卫生机构级别是影响卫生人力测试得分的重要因素。从不同类型卫生人力得分情况看，医生测试得分高于护士得分。县级医疗机构的医生和护士的测试得分明显高于乡镇级和村级医疗机构医生和护士的测试得分，村级医疗机构医生和护士的测试得分均最低，城乡差异较大。

（3）通过对基本专业知识测试得分影响因素分析发现，不同年龄组对基本专业知识测试得分具有显著影响，31～40 岁样本卫生工作者对基本专业知识掌握程度最好，51 岁及以上样本卫生工作者对基本专业知识掌握程度最差，这说明卫生人力的年龄与其测试得分具有显著相关性，方差检验结果显示，处于 31～50 岁年龄段的样本卫生工作者测试得分较其他年龄段样本卫生工作者得分更加均衡。性别对基本专业知识测试得分具有显著影响，女性卫生工作者测试得分（19.83 分）显著高于男性卫生工作者测试得分（18.74 分）。卫生人力受教育程度对基本专业知识测试得分具有显著影响，大学本科及以上学历卫生工作者测试得分最高，高中及以下学历的卫生工作者得分最低，说明随着学历的提高，样本卫生工作者的测试得分均值逐渐提高。从业前是否接受过医学教育对基本专业知识测试得分具有显著影响，从业前接受过医学专业教育的卫生工作者测试得分显著高于从业前未接受过医学专业教育的卫生工作者测试得分，说明从业前是否有医学教育基础与从业后对卫生人力基本专业知识的掌握密切相关。此外，不同工作年限、不同执业类别、不同职称对测试得分也有一定影响。工作年限在 11～20 年的样本卫生工作者测试得分最高，工作年限在 10 年及以下的样本卫生工作者测试得分最低；护士测试得分均值最高，防保人员测试得分最低。值得一提的是，中级职称人员得分最高，正高职称人员得分最低，两者相差 3.12 分，这与我们的认知存在出入，说明职称不能反映基本专业知识掌握程度的优劣。

三、中国西部农村地区卫生人力投入与产出情况

（1）本研究利用相关指标对西部农村地区医疗机构卫生人力资源的投入与产出（包括卫生人力资源利用效率与医疗服务质量）进行了分析，总体来看，卫生人力资源投入与产出之间具有显著的相关性，如医师数、护士数、25～44 岁专业技术人员数量、大专学历数、副高及以上职称数等与医疗服务质量（治愈率、3 日确诊率、急诊抢救成功率等）的提高

有显著正相关性。

从数据分析结果不难看出，西部农村地区卫生人力资源利用效率低下。一方面，医生人均每日担负诊疗人次不高，西部整体低于全国平均水平；另一方面，医生的创收能力不强，西部农村地区整体医生年人均业务收入较低（人均 34.93 万元），均低于全国平均水平（人均 77.7 万元），且差距较大。

西部农村地区基层医疗机构利用效率低下的原因可以从多方面进行分析。首先，前文已讨论过西部农村地区卫生人力地理配置的不公平，且由于西部农村地区的地理特点，造成这些地区卫生人力的可及性较差，会导致农村居民就医和医疗服务利用的积极性降低，从而影响这些地区基层医疗机构的卫生人力利用效率；其次，西部农村地区居民经济收入较低，可能会影响其医疗服务的就医可负担性，进而影响医疗服务利用情况；另外，还有一个可能的原因是随着医保统筹层次的提高，医保患者会流向更高级别的医疗机构就医，从而使基层医疗机构的潜在患者外流；此外，基层医疗机构高质量卫生人力的缺乏，对其卫生人力的利用效率也会造成一定的影响。

西部农村地区乡镇卫生院资源利用率特别是病床使用率低的问题凸显，各省平均床位使用率仅为 64%，最低的新疆仅为 35%，床位利用率不高，这与当前乡镇卫生院的基本医疗服务职能弱化有显著关系。从政策角度来看，具体原因如下：首先，随着国家卫生策略的改变和新医改政策的实施，要求基层医疗机构要成为提供医疗、预防及保健等综合性服务的机构，从而发挥更多的职能，促使县级医疗机构不断扩大规模，工作量加大[1]，需要更多的医护人员，这样对乡镇卫生院的卫生人员就会产生"虹吸效应"，导致乡镇卫生院医护人员流失，其基本医疗服务职能进一步减弱；其次，受新医改政策的影响及国家对基本公共卫生服务的均等化加大财政投入力度，乡镇卫生院基本职能逐渐转移为提供基本公共卫生服务，一定程度上也弱化了其基本医疗服务职能[2]；最后，随着基本药物制度的实施，药品"三统一"政策对乡镇卫生院并未带来积极效益，反而出现基层药品配送率低，且部分乡镇卫生院药品实际价格高于私人药店的问题[3]，进一步弱化了乡镇卫生院的基本医疗服务职能。

从居民角度来看，近年来，随着农村居民收入水平的不断提高，以及新型农村合作医疗覆盖率与保障水平的逐步提高，农村居民对医疗服务的需求明显增加，而乡镇卫生院卫生人员的个人素质及专业能力都较低，直接影响乡镇卫生医疗服务质量，导致农村居民不愿到乡镇卫生院就诊[4]，而更多地流向县级医疗机构就诊。

（2）从患者的角度出发，利用患者满意度这一指标对西部农村地区卫生人力所提供的医疗卫生服务进行了评价。总体来看，样本农村地区医疗机构门诊服务、住院服务、公共卫生服务的患者满意比例仍不算太高，依次有 59.7%、70.3% 和 56.4% 的样本患者对门诊服务、住院服务和公共卫生服务持满意态度，其中住院服务患者满意比例高于门诊服务和公共卫生服务患者满意比例。

---

①王海鹏，孟庆跃，2012. 基层卫生人员工作时间分布研究.中国初级卫生保健，26（11）：4-6.

②李赵城，2009. 医改背景下我国乡镇卫生院的资源配置与利用分析.中国卫生经济，28（5）：31-33.

③敖检根，万贻平，熊卫红，2011. 公立医疗机构药品零加成后的影响及对策分析. 中国卫生经济，30（9）：24-26.

④贾环，丁燕，王伟，等，2010. 我国乡镇卫生院资源现状与利用分析.中国农村卫生事业管理，30（9）：716-719.

对于门诊医疗服务，55.3%的样本患者对门诊医疗服务卫生人力因素（①解释病情；②征求治疗方案；③服务态度；④技术水平）持满意态度，35.5%的样本患者对门诊医疗服务非卫生人力因素（①就诊路途时间；②医院候诊时间；③设备条件；④机构环境；⑤医药费用）持满意态度；对于住院医疗服务，70.3%的样本患者对住院医疗服务持满意态度，其中，70.8%的样本患者对住院医疗服务卫生人力因素（①解释病情；②征求治疗方案；③服务态度；④技术水平；⑤信任程度）持满意态度，43.3%的样本患者对住院医疗服务非卫生人力因素（①设备条件；②房间舒适程度；③医药费用）持满意态度。相比较可发现，不管是卫生人力因素还是非卫生人力因素，门诊医疗服务患者满意比例均低于住院医疗服务患者满意比例，且住院医疗服务和门诊医疗服务患者满意度均有待提高。

进一步通过线性回归可以发现，对卫生人力因素的满意情况显著影响对医疗服务的总体满意度。回归结果显示，门诊医疗服务患者满意度影响因素重要性排序前三的依次为服务态度、技术水平与医药费用，住院医疗服务患者满意度影响因素重要性排序前三的为信任程度、服务态度与解释病情。所以在加强医疗机构自身建设时要首先充分考虑对卫生人力因素综合素质的培养与建设。

另外在对患者的调查中还发现一点，不论是门诊还是住院，样本患者在选择医疗机构的时候最主要考虑的是与医疗机构的距离，即一般情况下会首先选择就近的医疗机构接受医疗服务，所以在对医疗机构进行规划与配置时要充分考虑到其对于居民的地理可及性。

四、中国西部样本农村地区医疗机构门诊处方和住院病历质量

以宁夏样本农村地区为例对医疗机构门诊处方和住院病历进行评价，得出以下结论。

（1）总体来看，宁夏样本农村地区医疗机构门诊处方用药尚存在不合理之处。其中，宁夏样本农村地区医疗机构的平均单张处方用药数量均略高于WHO标准值；宁夏样本农村地区医疗机构的含抗菌药物处方比例均远高于WHO规定标准，且宁夏样本农村地区医疗机构的含抗菌药物处方比例要高于国家原卫生部规定的标准；宁夏样本农村地区医疗机构门诊处方平均单张处方费用为27.60元，比WHO规定的合理范围最大值的两倍还多。

（2）样本病种病历书写质量之间存在差异。由病历质量评分结果可知，糖尿病、高血压等病种的病历质量得分高于其他几个病种。通过访谈发现原因主要是高血压、糖尿病等属于常见病、多发病，医生在此方面积累了丰富的经验，在书写此种病历时基本形成了比较规范的流程，因此得分较高。

（3）住院病历书写存在不同程度的缺陷。对所抽查的病历分析后可以看出，在所有100份住院病历中，每份病历均有缺陷，只是在病种间和病历项目中所占比例不同。在所有缺陷中，病历病程记录缺陷项目最多，所占比例也最大，这部分缺陷主要是医生医务知识的缺乏和工作态度的不认真造成的。病历首页的填写内容多，并与病历中许多的内容重复。重复内容增加了医生的文字工作量，医生不注重病历首页病人的基本信息及出院诊断的填写，而且病例中有多份漏填病人信息。入院记录中的缺陷主要为现病史描述有缺陷，出院记录中的主要问题为部分诊疗过程记录中内容、治疗效果及病情转归内容的缺失。

在住院病历书写方面，应强调病历书写形式反映客观的科学内容，把病历质量控制的

重点放在内容方面，尤其是现病史采集与描述、及时而准确的病程记录，以及诊断与鉴别诊断的依据、治疗措施的应用及效果评价等。执行规章制度和诊疗常规是质量保证的基础，强化"三级"医师查房制度、落实各级医师职责、主治医师全面修改病历及各种申请单等医疗文件，包括纠正错别字，把好每一环节质量关。

（4）医生背景对病历书写质量存在影响。尽管统计显示医生背景与分病种质量得分没有统计学意义，但在对非分病种的质量分析中发现，医生背景与病历质量之间还是有某些相关性的，如男性医生病历书写质量高于女性，本科学历医生病历书写质量高于大专学历医生，本科学历医生在校期间学习知识较为全面，对病历的重要性认识比大专学历的医生高。医生的职称对病历书写质量也有影响，中级职称医生病历书写质量最高，初级职称医生次之，副高职称医生最低。本研究认为可能的原因是：初级职称医生工作时间不长，病历书写质量不高；副高职称医生其他工作太多，不能兼顾病历书写。

（5）本研究在卡方检验中发现病历书写医生的背景与病历质量之间具有统计学意义，经过多因素 Logistic 回归分析，发现卫生工作者的性别和职称与病历质量等级具有相关性，性别的显著性 P 值为 0.002，职称的显著性 P 值为 0.007，说明性别与职称对病历质量等级具有显著影响，而学历的显著性 P 值为 0.083，说明学历对病历质量的影响被排除，其原因可能是按照多因素进行分析时，学历与职称两者之间相互影响，使得学历被排除。

五、中国西部样本农村地区卫生人力医疗质量患者满意度情况

西部样本农村地区卫生人力医疗服务患者满意度总体较高。样本患者对医务人员门诊服务满意度较高，对门诊候诊时间与医药费用满意度相对较低，因此门诊服务方面仍需进一步缩短门诊候诊时间，降低门诊医药费用负担，提升患者满意度水平。内蒙古门诊患者满意度在西部各省份中得分最高；广西需在缩短候诊时间与进一步降低医药费用方面做出改进；青海提升空间较大，在解释病情、征求意见、服务态度、设备条件、机构环境和技术水平等方面均有待提高。从医疗机构门诊服务满意度总体得分来看，县医院门诊患者门诊服务满意度得分最低，仅为 3.54 分，因此相对于妇幼保健院、中医院、乡镇卫生院来说，县医院更需要进一步提升门诊服务满意度。此外，西藏样本门诊患者对乡镇卫生院满意度在各省份中排名最高，对县医院满意度排名最低，说明西藏应进一步提升县医院门诊服务，实现均衡发展。样本门诊患者对乡镇卫生院满意度最低的为甘肃，甘肃在乡镇卫生院门诊服务方面有待提升。

样本患者对住院服务总体满意度较高。从平均得分来看，样本患者对医务人员解释病情的满意度最高，对住院医药费用的满意度得分最低，因此应继续进一步降低患者住院医药费用，提升满意度水平。从住院服务总体满意度得分来看，贵州和内蒙古得分最高，宁夏和云南得分最低，宁夏和云南亟须从解释病情、征求意见、服务态度、设备条件、医药费用和技术水平等方面进一步改善住院服务满意度。此外，样本住院患者对乡镇卫生院住院服务满意度得分最低，因为住院服务需要相对应较高的医疗技术水平，这与医疗机构自身级别有很大关系。青海为乡镇卫生院住院服务满意度最低的省份，宁夏

为妇幼保健院与中医院住院服务满意度最低的省区，广西为县医院住院服务满意度最低的省区。

六、中国西部样本农村地区卫生人力政策满意度

对中国西部农村地区 11 省区样本县乡医疗机构卫生工作者在卫生人力政策方面的满意度进行评估，得出以下结论。

（1）西部农村地区卫生工作者培训、收入及激励机制仍存在不合理之处。在培训层面，各级各类医疗机构卫生工作者重视培训，但大部分卫生工作者认为培训机会不足，缺乏实践和培训时间太短是培训工作中存在的主要问题；在离职意愿层面，工资待遇差是卫生工作者最主要的离职原因；在相对收入满意度及激励机制层面，部分卫生工作者认为单位激励机制不完善，报酬与工作量不成正比，难以调动医务人员积极性；在个人及专业支持方面的满意度层面，较大比例的卫生工作者对居住条件、工作提升机会不满意，需要进一步改善。另外，通过样本农村地区卫生工作者工作满意度因子分析发现，卫生工作者的工作付出和相对工作经济回报、激励机制、薪酬体系及工作提升的机会是卫生工作者普遍重点关注但目前满意度较低的因素，西部各省份需要重点改进。

（2）不同样本分组间卫生工作者满意度存在显著差异。通过卫生工作者卫生人力政策满意度差异分析发现，年龄、学历、医师内部执业类别分组间的满意度具有显著差异，低年龄组、高年龄组、大专学历组及见习医师组的卫生工作者对卫生人力政策满意度较高。通过访谈发现满意度与不同分组卫生工作者对工作的期望值密切相关。以年龄为例，一方面，高年龄组的卫生工作者接近退休年龄，对工作期望不高，满意度较高；另一方面，年轻人大部分刚跨入校门进入工作单位，尽管工资收入较低，但可能由于自身压力也较小，知识学习和经验积累还处在起始阶段而满意度相对较高。因此，未来卫生人力政策的制定应特别关注中年龄组卫生工作者和执业医师的现实处境与需求。

（3）不同省份间卫生工作者满意度存在显著差异。通过对各省区间满意度进行对比，发现不同省份样本县级医疗机构及乡镇卫生院卫生工作者满意度有显著差异。数据分析结果显示，甘肃卫生工作者卫生人力政策满意度最高，其次为内蒙古，广西县乡两级卫生工作者的满意度均为西部最低。内蒙古、广西等满意度较低的重点省区政府及卫生行政部门在提高卫生工作者卫生人力政策满意度方面还有待加强。

七、中国西部样本农村地区人力政策需求情况

样本农村地区基层卫生工作者对卫生人力资源政策的认知及满意度较低，也代表了对人力方面政策的需求更加强烈，需要从工资收入、培训、工作能力提升、职称晋升机会、生活居住条件、执业环境等各个方面进行改善。目前卫生人力政策需要在基层工作量、工作条件和工作能力提升机会等收入及能力提升方面予以倾斜。

第二节 建 议

卫生人力是卫生系统核心价值的化身，他们为人们进行治疗和护理，减轻疼痛和苦难，预防疾病和减少危险，他们是连接卫生专业知识与卫生行动的人力纽带。此外，卫生人力资源的健康发展对改善民生、促进社会和谐和稳定都具有直接作用，对推动社会经济的发展也起着非常重要的间接作用，所以任何一个国家或地区对于卫生人力的发展都不敢轻视。

为确保中国西部农村及边远地区拥有数量充足、质量尚可、队伍稳定的卫生人力，必须从国家宏观战略角度出发，在政策制定之初兼顾所有利益相关者。坚持人人应享有公平的健康权利的原则，制定最有效的卫生人才吸引与留用策略，合理分配现有资源，为农村及边远地区提供优秀的卫生人力；坚持国家级政策之间相互配合与一致的原则，确保卫生人才吸引及保留、激励与保障、继续教育等政策纳入国家卫生规划，并向农村及边远地区倾斜；坚持系统化原则，从卫生人力资源全生命周期出发，强化卫生人力系统，统筹兼顾除卫生资源管理人员之外的人力规划、招聘与雇用实践、工作条件、绩效管理等诸多要素。

基于本课题研究结果，本研究提出适用于西部农村地区卫生人力资源发展的基于卫生人力资源全生命周期的宏观战略发展建议框架，见图 11-1。

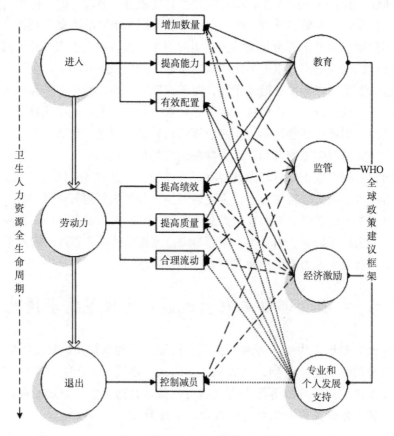

图 11-1 基于卫生人力资源全生命周期的宏观战略发展建议框架

根据本研究构建的建议框架，从教育、监管、经济激励、专业和个人发展支持 4 方面提出了相应的具体措施，见表 11-1。以下将从增加数量、提高能力、有效配置、提高绩效、提高质量及合理流动，控制减员等方面依次进行措施分析。

表 11-1　中国西部农村及边远地区卫生人力发展的干预措施

措施类型	具体措施
A 教育	A1 对专门为乡村卫生机构培养的考生适当降低录取分数 A2 扩大优质医学院校招生名额 A3 调整医学院校专业结构，加大护理专业人才培养力度 A4 面向农村需要设置医学课程 A5 提升农村地区订单培养人才层次 A6 扩大培训对象覆盖范围，加大结构性培训力度，针对需求进行培训，实现多样化培训方式 A7 扩大继续医学教育覆盖面，优化继续教育实施方式，强化继续教育基地及师资队伍建设
B 监管	B1 科学制订区域卫生人力资源规划 B2 适时建立地区地理分级标准 B3 鼓励乡村医生向执业助理医师过渡，对不具备资格的乡村医生坚决清退 B4 构建科学合理的卫生人力流动机制 B5 契约式服务（强制服务）
C 经济激励	C1 加大政府财政投入，提高卫生人员福利待遇 C2 鼓励较发达地区资金支援农村及边远、不发达地区卫生人力资源建设 C3 动员社会力量设立健康基金或继续教育基金 C4 代偿学费、助学贷款
D 专业和个人发展支持	D1 出台优惠措施鼓励大学生到基层卫生机构就业 D2 将卫生人才培养纳入医院自身发展建设规划 D3 将卫生人员纳入社会保障体系

一、增加数量

1. 加快农村卫生人才培养，提升卫生人力配置水平

西部农村地区目前卫生人力配置水平和国家卫生人才规划还有一定差距，因此应注重农村地区卫生人才的培养。如对专门为乡镇及村级卫生机构培养的考生可适当降低录取分数；对国家扶贫开发工作重点县及国家指定的边远、贫困地区可以安排定向服务招生计划等。此外，面对当前大学生就业难和基层农村卫生职位空缺并存的问题，可以鼓励大学生到基层卫生机构就业，政府应出台各种优惠政策，结合农村及边远地区医疗环境、医疗需求的现状，积极采取有效措施吸引大学生。

2. 调整医学专业结构，解决护理人才短缺问题

针对西部地区医护比倒置问题，医学院校应调整专业结构，加大对护理等相关专业人才的培养力度。与此同时，医疗机构也应充分认识到护理人才的重要性，重视其自身发展，将其纳入医院自身发展的建设规划当中。而政府应加大财政的投入，提高护理人员的福利待遇，以此来缩减护理人员的流失。

3. 面向农村需要设置课程，为农村地区定向培养卫生人才

农村地区由于其地理位置、经济水平、社会地位、人口结构的特殊性，要求现代医学教育体系必须以农村卫生服务需要与需求为导向，合理调整医学教育布局，强化面向农村需要的医学教育，开设适合农村居民健康需要的医学课程，增强医学毕业生在农村地区的卫生工作能力，满足农村不同层次、不同地域的人群健康需求；同时，严格落实农村订单定向医学生培养政策，定向为农村培养适用的卫生人才。

4. 提高卫生人员待遇，促进农村和边远地区卫生工作者的吸引与保留

当地政府应增加农村卫生财政投入，这部分资金可以用于改善农村卫生工作者现有待遇，特别是提高乡村医生的补助标准，在财政允许的情况下，将乡村医生纳入社会养老保障体系，也可以用于卫生技术人员的引进、培训和留住卫生技术人员。

二、提 高 能 力

1. 加大对农村地区高质量人才输出

数据显示，西部地区各医学院校提供的卫生人力资源中，高、中等医药院校毕业生较多，研究生尤其是博士研究生数量较少，卫生人力资源的质量有待提升。由此可见，当务之急不是扩大招生规模，而是如何加快教育教学改革，调整专业结构，打造专业特色，提高教育质量，提高人才培养的社会针对性。医学生的培养周期长，实践性强，国家应结合医学生培养特点，提升农村地区订单定向培养人才层次，从而加大高质量、高层次的卫生人才的输出。

2. 定向引进高学历高职称人才

各医疗单位要改进人才引进方法，不拘一格招聘人才，不同的岗位采取不同的待遇，对业务骨干特别是具有中级及中级以上职称且具有编制的医疗卫生人才，以调动的形式来解决人才的身份问题。开辟特殊人才引进调动的绿色通道，可以通过媒体多渠道发布需求信息招聘，还可以委托各级人才服务机构招聘，引进急需人才。重视人才柔性引进，以项目合作为载体，实行双向选择、自由流动，不求所有、但求所用的人才引进政策。

三、有 效 配 置

1. 加大对农村及边远地区的财政支持，优化配置医疗资源

农村及边远地区、不发达地区经济条件有限，卫生人力资源按经济发展水平分布的公平性很不理想。第一，中央财政应充分发挥主导作用，通过中央财政的转移支付支持农村及边远地区、不发达地区卫生人力资源建设；第二，鼓励较为发达的地区通过资金支援农村及边远、不发达地区卫生人力资源建设；第三，动员社会力量，号召社会团体或大型企业设立健康基金或继续教育基金，专门支持农村及边远、不发达地区的卫生人力资源队伍

建设。西部地区应坚持非营利性医疗机构为主体、营利性医疗机构为补充，公立医疗机构为主导、非公立医疗机构共同发展，以群众实际需求为导向编制区域卫生规划和医疗机构设置规划，按人口分布和流动趋势调整医疗资源布局与结构，合理确定公立医院功能、数量、规模、结构和布局。

2. 综合考虑人口、地理、经济因素，科学制订区域卫生人力资源规划

卫生人力资源的配置水平，不仅取决于其服务人口的多少，还取决于其服务范围的大小及经济发展水平的高低。在制订卫生人力资源规划时，应综合考虑人口、地理和经济发展因素，重视人口、地理、经济三者对卫生人力资源配置的交互作用，充分考虑服务人口、服务半径、服务成本等因素，合理编制和配置各类卫生机构卫生人数，科学制订卫生人力资源按人口、地理、经济发展水平分布的卫生人力资源规划，促进卫生人力资源城乡之间、区域之间均匀分布，提高民众接受医疗卫生服务的公平性。

3. 适时建立地区、地理分级标准，促进卫生人力资源合理流动

促进城乡、区域卫生人力资源协调发展，关键在于引导卫生人才在城乡之间、区域之间合理流动。澳大利亚农村及边远地区卫生人力资源干预策略值得我们借鉴，其不同地区卫生人力资源的优惠政策和补助力度依卫生机构所在地理位置不同而不同，且差别较大，越是偏远的农村地区，卫生人力资源的优惠政策越多，补助力度也越大。中国西部地区幅员辽阔，区域经济发展很不平衡，如果能综合考虑自然、经济、地理、城市化等多方因素建立地区地理分级标准，对引导卫生人才合理流动，促进城乡、区域卫生人力资源协调发展，将会有重要的促进作用。

四、提 高 绩 效

多项政策措施配套实施，提高基层卫生人力绩效。上述讨论可知基层医疗机构卫生人力绩效低下的原因有多方面，本研究仅从医疗机构和卫生人力的角度提出相关建议。一方面，制订更为合理的卫生人力配置规划，如上述提到的地理分级标准，提高西部农村地区卫生人力的地理可及性，进而提高农村地区居民的就医积极性与可及性；另一方面，加大对农村基层医疗机构卫生人力的培训力度，提高基层医疗机构卫生人力综合素质，进而提高基层医疗机构的医疗服务质量，吸引更多患者保留在基层医疗机构就医。

五、提 高 质 量

以教育培训为中心，多种方式相结合，提高农村卫生人力质量。根据舒尔茨（T. W. Schultz, 1961）人力资本理论的观点，卫生技术人员实际提供的服务与每个人的专业学历、培训时间及工作时间密不可分，高质量的人力资本可以提高医疗服务的产出。因此，根据人力资本理论，通过提高基层卫生人力的质量，可以有效地改善目前基层医疗卫生服务的质量。

1. 完善农村卫生人力培训制度

当前西部农村卫生人员培训需求高，培训意愿强烈，但受农村卫生投入、个人收入、个人情况、卫生体制、培训本身等各种因素影响，目前培训效果有限，以下将主要从培训工作本身讨论提高卫生人员质量的建议。

第一，扩大培训对象覆盖范围，让更多的农村医务人员享有培训机会。第二，注重培训对象的结构性，做到群体类型的全覆盖，在培训层面改变"重治疗，轻护理"的问题。第三，针对需求进行培训。在确定培训内容时需考虑学员掌握培训内容的能力及他们在回到工作岗位后应用所学习内容的能力。第四，实现多样化培训方式。应该以农村医务人员个人的素质能力为基础，通过自学、上级医师岗位指导、例会学习、集中培训、网上远程教育等多种适宜方式有针对性地实施培训，并加强培训效果考试考核与培训监测。

2. 加强基层卫生人力继续教育

第一，扩大继续医学教育覆盖面，应打破行政隶属关系和所有制界限，将村卫生室、非公立医疗机构等各级各类医疗卫生机构全部纳入继续医学教育实施范围，各基层医疗卫生机构均应根据自身的服务功能和人才队伍建设实际，制订中长期规划和年度实施计划，不断提高基层卫生人员的综合素质。第二，优化继续教育实施方式。鼓励有计划可验证的自学，广泛深入开展与本单位本科室本岗位业务、教学、科研工作紧密结合的团队学习，并将其作为继续教育的基础方式予以普及和完善。第三，强化继续教育基地及师资队伍建设。集成各类优势学科、高水平医疗卫生机构及其人才资源，构建专业覆盖广泛、区域布局合理、满足各级各类卫生技术人员培训需求的继续医学教育基地网络。与此同时，鼓励优秀卫生人才承担继续教育的教学工作，加强项目负责人和教学骨干培养培训，重点培养一批高素质的全科医学师资。

3. 提高基层卫生人力的待遇水平

提高基层卫生人力的质量要按市场经济规律办事，应该首要解决待遇问题。基层卫生人力的基础待遇，国家应通过财政补贴、中央政府转移支付等方式，使其有较大幅度的提高，对高质量卫生人才的保留，进而提高卫生人力质量具有重要意义。

4. 鼓励乡村医生向执业助理医师过渡

第一，鼓励具备执业助理医师考试资格的乡村医生参加执业助理医师资格考试。对于已通过乡村医生执业注册并达到学历要求可以参加执业医师资格考试或执业助理医师资格考试的人员，应鼓励他们积极参加考试。第二，完善执业助理医师考试制度。一方面，面对乡村医生降低执业助理医师考试门槛，将成人教育中专和其他形式的中专列入考试资格范围，让近几年通过乡村医生培训获得中专学历的人能参加执业助理医师考试；另一方面，完善考试方式与内容。在不降低要求的情况下，可以考虑实践技能考试分数较高者在医学综合笔试中可以享受一定的优惠政策。第三，对不具备乡村医生资格的乡村医生坚决清退。中国目前仍有许多未拿到乡村医生证书的村医在各村医疗卫生机构执业，这种情况严重地阻碍了乡村医生执业及行医的管理。因此，应对至今依然未拿到乡村医生证书的村医进行清退，并且各地可以根据自身的经济发展水平和村医的行医时间制订补偿政策。

六、合理流动，控制减员

构建科学合理的卫生人力流动机制，通过政策引导保障卫生人力队伍稳定性。保障基层医疗机构卫生人力队伍的稳定性对于基层医疗机构职能及卫生系统绩效的发挥有着显著的效果[①]。然而在农村及边远地区，切实保障卫生人力队伍的稳定性是一项严峻的任务。已有证据表明，影响卫生人力是否留在农村及边远地区工作的因素主要包括[②]个人籍贯与价值观、家庭及社区因素、工作和居住环境、职业相关因素、财政因素、契约式或强制服务。

本研究证据进一步表明，对于在西部农村地区基层医疗机构工作的卫生人力，影响其产生离职意愿的主要因素依次为财政因素（工资收入）[③]、职业相关因素（培训、工作能力提升、职称晋升机会）[④]、工作与居住环境（生活居住条件、执业环境）。所以应从经济激励、教育、专业和个人发展支持三方面完善相关政策，从而提高西部农村地区基层医疗机构卫生人力的保留意愿。首先，完善薪酬制度，进一步提高基层医疗机构卫生人力的收入待遇水平，同时对于在基层偏远地区工作的卫生人员应给予更多的经济补偿；其次，进一步完善基层卫生人力继续教育和培训体系，满足基层卫生人力对通过参加教育或培训提升个人专业技能和综合素质的需求；另外，应加大财政投入力度，改善农村地区基层医疗机构的工作环境、设施条件及卫生人力居住条件；此外，应建立完善的卫生人力管理制度，构建长效、合理的卫生人力流动机制，满足卫生人力自身的职业发展规划需求，如机构内部的职称晋升、岗位晋升，以及不同级别医疗机构之间的合理流动。

对于卫生人力流动机制的构建，应以保持基层医疗机构卫生人力数量平衡为标准，既要满足卫生人力在他们选择的地方从事工作的自由及职业发展的更高需求，也有必要阻止由于"马太效应"和"虹吸效应"等给农村及偏远地区的基层医疗机构造成过多的卫生人员流失。

当然，采用监管框架中的契约式服务（强制服务）对于卫生人力的保留也具有一定的强制作用，但上述几方面的改善（薪酬、培训、管理制度、合理流动机制等）对于卫生人力的保留意愿更具促进作用，且会有效减少卫生人力因职业变更而退出卫生行业的行为，一定程度上达到控制减员的目的。

---

①BUCHAN J，2010. Reviewing the benefits of health workforce stability. Human Resources for Health，8（1）：29.

②HENDERSON L N，TULLOCH J，2008. Incentives for retaining and motivating health workers in Pacific and Asian countries. Human Resources for Health，6（1）：18.

③XU H W，ZHANG W J，ZHANG X L，et al，2013. Longitudinal study of rural health workforce in five counties in China：research design and baseline description. Human Resources for Health，11（1）：17.

④KADAM S，PATI S，HUSSIAN M A，et al，2012. Assessment of factors influencing retention of health workforce in rural and remote areas of Odisha，India. BMC Proceeding，6：4.

致　谢

《中国西部农村卫生人力研究》完稿之际，恰逢新中国成立 70 周年，新医改走过 10 年，健康中国建设正如火如荼，改革开放、新医改，中国西部农村卫生状况有了极大的改善，但人口流动、城镇化建设，以及新兴城市和新型区域的兴起，也对卫生服务提供提出了新挑战，而支撑卫生服务体系的卫生人力资源，自 20 世纪 90 年代末期大学毕业生不包分配开始，其下沉至边远农村就成为新的社会问题，关怀边远地区卫生人力存量是本研究的初心。

感谢美国中华医学基金会给予本研究大量的资金支持，使得本研究得以顺利展开；感谢世界卫生组织北京项目办 Gulin 女士、温春梅女士对项目给予的技术支持及资金支持，使得项目得以圆满完成，并提升了项目组研究者的研究水平；感谢四川大学、内蒙古医科大学、宁夏医科大学、兰州大学、广西医科大学、昆明医科大学、西藏大学、贵州医科大学、青海大学、新疆医科大学等大学研究人员的通力合作，使得项目超额完成了计划。

本书由毛瑛、刘锦林著，在本书的撰写过程中，作者的学生也参与了各章节的撰写，朱斌参与撰写了第二章（约 1.2 万字），何荣鑫、张宁参与撰写了第二章、第三章（约 2.3 万字），宁伟、谢涛参与撰写了第五章至第七章（约 2.3 万字），鲁永博、柳锦楠、郑钧耀参与撰写了第八章、第九章（约 3.3 万字）。

毛　瑛

2019 年 8 月于西安